잘 나가는 병원은 어떤 간호학생을 선택할까?

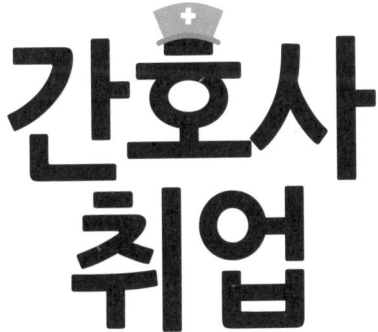

간호사 취업

정해성

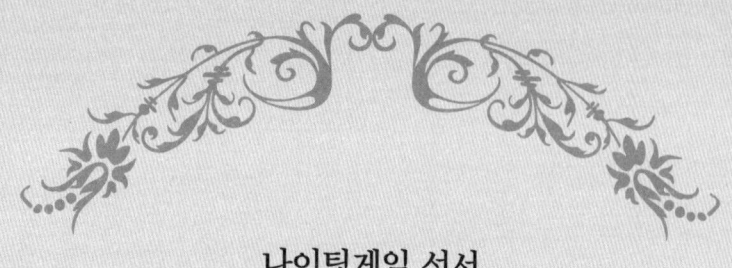

나이팅게일 선서

나는 일생을 의롭게 살며 전문 간호직에 최선을 다할것을
하느님과 여러분 앞에 선서합니다.

나는 인간의 생명에 해로운 일은
어떤 상황에서도 하지 않겠습니다.

나는 간호의 수준을 높이기 위하여 전력을 다하겠으며,
간호하면서 알게 된 개인이나 가족의 사정은 비밀로 하겠습니다.

나는 성심으로 보건의료인과 협조하겠으며
나의 간호를 받는 사람들의 안녕을 위하여
헌신하겠습니다.

간호사취업

정해성 지음

가나북스

I am in between jobs.

2017년 신입간호사를 뽑기 위한 병원의 채용공고가 시작되었다. 작년 MERS는 2012학번 간호학과 졸업예정 학생들을 아주 초조하고 불안하게 만들면서 우여곡절을 많이 남기고 떠나갔다. 2015년 4월, 삼성서울병원의 채용공고에 명시 된 면접 일은 6월이었지만 9월에야 면접이 가능했으며, 실제 MERS는 모든 병원들의 채용 일정을 두서달씩 미루게 했다. 오직 서울대병원과 분당서울대병원 정도만이 MERS 여파를 비켜 예정대로 신입 간호사 채용을 진행했다고 볼 수 있을 정도다.

그 전해 2015년 신입간호사 채용시즌에 터진 세월호 사건은 범사회적으로 큰 반향을 일으키며, 국민들을 슬픔에 빠뜨렸지만 MERS와 같은 작년의 의료기관 직접감염사태는 간호사채용 자체에 엄청난 부담을 준 것이다. 그런 가운데 세계간호사대회를 서울에서 유치했으며, 간호인력개편안 문제로 참 바쁜 한 해를 보낸 것 같다. 그리고 남은 과제인 간호간병통합서비스(포괄간호 서비스)는 2017년 신입 간호사 전형의 대학병원 면접질문으로 많이 사용 될 것이다.

"취업을 위한 준비요? 학과 공부나 영어공부만 열심히 하고 있습니다."
"성적이 저조해서 대학병원은 꿈도 못 꾸어요. 아무 병원이나 가면 되겠죠."

지난 3년간 3천명의 간호학과 졸업반 학생들을 만나면서 간호사 취업에 관한 나와 학생들의 시선차이는 많이 좁혀진 것 같다. 나의 현재 상황이나 여건을 객관화하고 현실적으로 최적화 된 진로상담이나 병원취업 전략 Consulting을 해 주고자 노력했다. 그리고, 많은 학생들이 나로 인해 꿈 꾸었던 병원취업에 성공했노라는 감사의 메시지를 받으며 나는 더 열심히 연구하고 강의할 수 있는 힘을 얻게 되었다.

이 책은 실제 대학병원의 인사담당자로 오래 동안 활동한 간호국장, 간호부장, 간호과장님들의 도움을 받아, 그 필요성을 인정받고 만들어진 취업전략서이다. 오직 신규간호사로써의 대학병원과 종합병원 취업을 위한 개인별 맞춤 전략서이다.

학교는 학원이 아니다. 병원취업이 아무리 중요하기로서니 서류전형이나 면접에 도움이 되는 교육이나 연습을 수업시간에 시켜주지는 않는다. 따라서 개인적으로 필요한 취업 준비는 각자 해야만 한다. 또 이런 준비를 완벽하게 준비한 지원자만이 좋은 성과를 낼 수 있다는 것은 자명한 일이다.

병원취업전문가로써 이 같은 간호사 취업시장의 어려움과 준비 과정이 얼마나 중요한 때가 되었는지를 이 책을 통해 알리고 싶고, 병원 목표와 합격의 의지가 있는 모든 간호학생들을 최대한 도와주고 싶다. 이것이 꿈이 있는 간호학생을 향한 저자의 마음이다.

상상하라. 이루어 질 것 이다.
이 책을 읽는 모든 간호학생들의 행운을 빈다.

2016년 4월

저자 정 해 성 씀
haesungj@hanmail.net

Apostille

간호학생들의 취업 준비에 많은 도움을 주었던 '잘 나가는 병원은 누굴 선택할까?'와 2번째 책 '병원취업전략'에 이어 3탄이 나오게 되어 참 반갑다.

병원의 채용 서류나 면접에서는 평소 본인의 가치관, 생각, 포부를 잘 표현 할 수 있어야 한다.

정해성 대표가 쓴 이 책에는 특히 병원면접에 필요한 마인드, 스피치 요령과 복장, 실제 사례들의 내용이 많이 들어있어 효과적인 취업 준비의 길잡이가 되리라 기대한다.

엄옥주 (전 한림대학교 강동성심병원 간호부장, 서울시 병원간호사회 회장)

오랫동안 병원웃음치료 프로그램을 통해 전국의 간호학도들과 격의 없이 소통하며, 비전공자로서는 드물게 간호계 안팎의 사정에 눈 밝은 저자의 꼼꼼하고 자상한 조언이 돋보이는 책이다.
병원 취업을 앞둔 간호학생들이 면접을 준비하면서 현실적이고, 구체적인 도움을 받을 수 있는 좋은 지침서라고 생각한다. 이 책을 길라잡이 삼아, 많은 간호학생들이 본인이 절실히 원하는 병원의 합격 기쁨을 누리게 되길 기원한다.

박혜자(전 한양대학교병원 간호부장, 구미대학교 간호학과 석좌교수)

병원에서의 꽃은 간호사이고 그 중 단연 신규간호사이다. 이번에는 어떤 간호사들이 들어올까? 올해는 어떤 간호사들이 들어와서 병원에 활력을 불어 넣을까? 해마다 모두가 궁금해 하는 관심사이다.
병원은 환자의 "삶"과 "죽음"을 다루고 있어 사회에서 가장 중요한 조직중의 하나이기에 조직에서 원하는 간호사를 채용하는 것은 그 조직의 미래와 직결되는 중요한 문제가 아닐 수 없다. 짧은 면접에 자기의 모든 것을 보여야 하는 간호사, 한눈에 우리 병원에서 필요로 하는 옥석을 가려야 하는 면접관. 내가 가고 싶은 병원은 어디이고 어떻게 어필해야 갈 수 있는지 면접을 앞둔 예비간호사들은 가슴이 타들어가고 학교에서도 답답하기는 마찬 가지이다.
이렇게 모두가 목말라하는 내용을 책자로 만들어 간호사들에게 핵심을 전달하는 '간호사취업' 책자가 나오니 무척 기쁘고 반갑다.

취업 후에도 원하는 직장에 가서 어떻게 적응해야 하는지 현직에 있는 간호사들의 생생한 목소리를 더하니 신규간호사들이 하나씩 갖고 적응하는 가이드북으로 여김에 손색이 없다.

더 나아가 이 책자가 예비간호사들이 간호현장 전문직 수행과정 속에 어려운 문제에 직면 할 때마다 해결의 실마리가 되는 큰 지침이 되어 희망과 행복이 가득한 경력 간호사가 되는데 큰 도움이 되리라 확신한다.

김정숙(전 고려대학교 안산병원 간호부장, 경기도 병원간호사회 회장)

병원이 간호사 인재를 얻고자 면접을 하는 것은 간호사로서의 됨됨이가 갖춰져 있는지를 직접 확인하고자 하는 것이다.

첫째는 간호 실무에 필요한 전문지식과 기술이며, 둘째는 간호의 본질인 "인간 돌봄"을 실천할 수 있는 지, 셋째는 이를 바탕으로 한 대인관계 능력과 문제해결 능력, 그리고 누구나 좋아 할 좋은 인상과 성실함, 정직함 등을 갖추고 있는지를 직접 보고자 하는 것이다.

그러나 이를 다 갖추었다고 해도 막상 면접관 앞에서 나를 보여주지 못한다면 뼈아픈 실패를 맛볼 수밖에 없다. 병원취업 성공을 위해서는 우선, 간호사로서 됨됨이와 다른 사람에게 나의 간호 철학과 성실함을 보여주는 연습이 중요하다.

곽혜련(분당보바스기념병원 간호부장, 노인간호사회 사무처장)

Content

- ◆ I am in between jobs. ◆ 4
- ◆ Apostille ◆ 7

1. 우리 병원이 왜 당신을 뽑아야 합니까? ◆ 14
2. 매일 얼굴 마주보며 일할 사람을 뽑는다. ◆ 18
3. Communication 능력자를 찾는다. ◆ 22
4. 왜 우리병원에 지원한 것인가? ◆ 30
5. 나는 간호사로 지원한 것이다. ◆ 37
6. 말로 표현하는 간호학을 준비하라. ◆ 45
7. 간호사로써의 Good Image로 승부하라. ◆ 52
8. 나에게 질문이 많다면 성공이다. ◆ 59

간호사 취업

9. 30년 차이라 쓰고, 자부심이라 읽는다. ◆ 65

10. 면접 100점 받는 비결은 있다. ◆ 73

11. 소신있게 답변 하라. ◆ 79

12. 지원동기가 분명해야 한다. ◆ 87

13. 면접성공과 실패는 종이 한 장의 차이다. ◆ 97

14. 자기소개 40초에 승부를 걸자. ◆ 102

15. 이 병원이 내가 그토록 오고 싶던 병원이다. ◆ 109

◆ 1분 자기소개 POINT ◆ 115

◆ 대학병원 면접 기출문제 140선 ◆ 201

◆ 전국 종합병원 100% 알고가기 ◆ 291

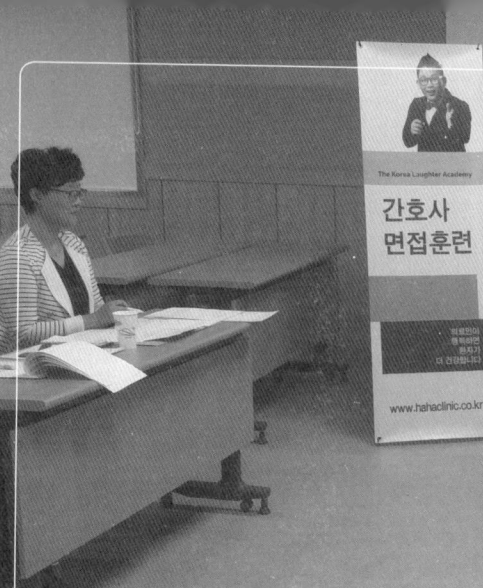
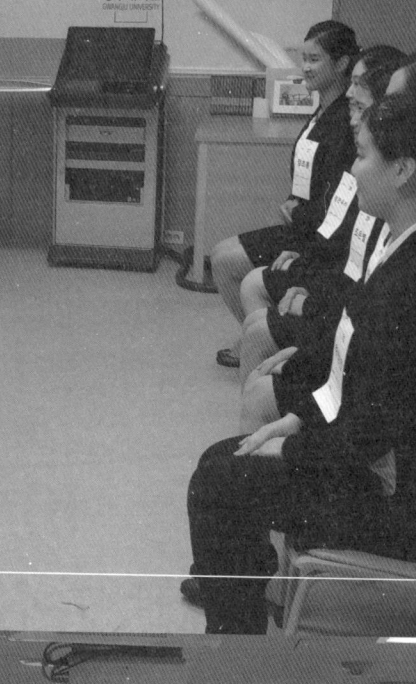
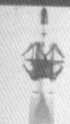
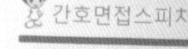

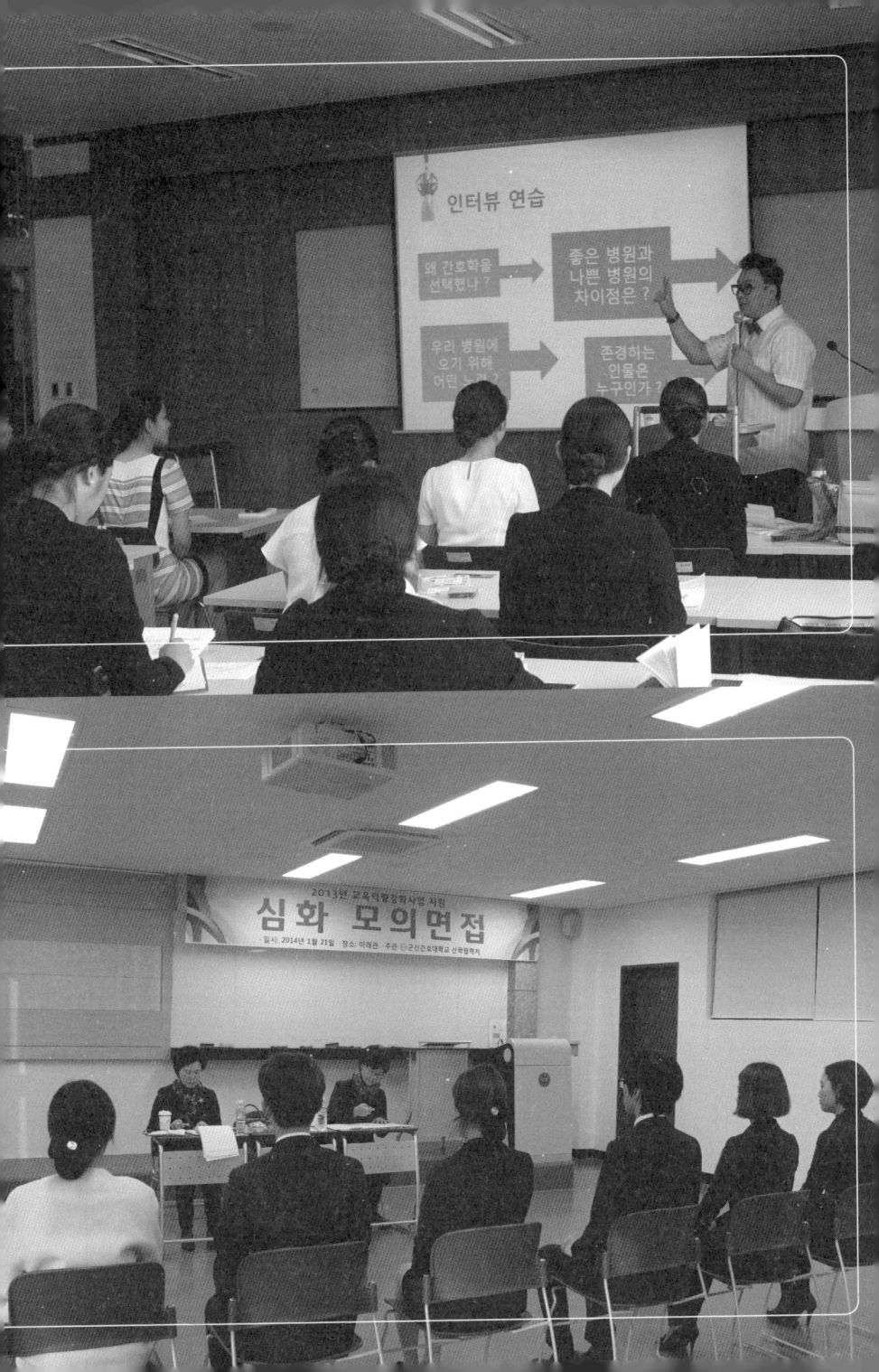

1 우리 병원이 왜 당신을 뽑아야 합니까?

'천상간호사'라는 표현이 있다.

친구들이나 가족들, 또는 교수님이나 나를 아는 모든 이들로부터 성실하고, 배려심이 깊고, 따뜻한 성품을 갖고 있으며, 건강하고 늘 긍정적인 사람이기에 어느 병원, 어떤 자리에 갖다 놓아도 간호사로써 잘 적응하고 인정받으며 일할 수 있을 것이라는 칭찬이다. 또한 대한민국의 모든 병원들은 신입간호사를 뽑을 때 이런 천상간호사를 뽑고 싶어한다.

그런데 문제는 병원에서 뽑고자 하는 이런 천상간호사들이 뽑고 싶다고 다 뽑히는 것은 아니라는 것이다. 실제 병원에서는 지원자들의 인성을 보기위해 면접을 두 번씩 치루면서도 고르고 골라 선택한 지원자의 어느 정도는 불성실하고, 다른 사람들과 잘 어울리지 못하며, 툭하면 불평불만만 내 뱉는 학생들이다. 이는 모든 지원자들을 평가하는 2-3장의 지원서나 20-30분의 면접시간에 따름이요. 이런 제도적 한계는 지금 당장 바꿀 수 없다는 것이 아쉽지만 현실이다.

그렇다면, 간호사 취업시장에서의 지원자는 딱 두 가지 유형으로 나누어진다. 얼마나 열심히 학교생활을 했느냐? 또는 얼마나 인성이 좋은가? 보다 더 중요한 것은 내가 가진 장점을 잘 어필하느냐? 어필하지 못하느냐? 인 것이다. 서류나 면접, 특히 면접에서 자기를 다른 지원자들과 차별화 된 경쟁력을 보여 주느냐는 당장 병원취업 성공의 당락에 거의를 차지하기에 취업시즌에 들어선 지금, 매일 혹은 사전에 필요한 준비사항들을 잘 Check 하고 연습하고 실행에 옮겨야 할 것들이 많을 것이다.

이 책에서 말하는 간호사 취업은 오직 한 가지의 질문에서 시작한다.
"우리 병원이 왜 당신을 뽑아야 합니까?"

요즘의 간호사 채용은 자기소개서 내용이나 면접의 비중을 높이는 추세다. 특히 병원에서의 간호사의 역할은 직접 사람들과 소통하고, 여러 직종간의 구성원들과 협력하여 함께 일해야 하는 전문직이다. 그렇기에 듣고 말하고 표현하는 능력을 Test 하기위한 여러 방법의 면접 비중을 높이고 있다. 이것이 최근의 병원취업의 가장 큰 변화이다.

10년 전만해도 간호사 취업을 위해 중요한 것은 오직 성적이었다. 교수님들도 성적만이 큰 병원 입사의 열쇠라고 하셨다. 하지만 이제 분명한 것은 그 것이 전부는 아니라는 것이다. 병원마다 선호하는 인재상이 다르듯 병원의 Brand나 연봉수준, 규모와는 상관없이 각기 다른 채용방법과 우선순위를 두고 신입간호사를 선발하고 있다. 많은 학생들은 대학병원에서 지원자 수 천명의 지원서나 자기소개서를 다 읽겠냐고 반문하겠지만 적어도 내가 만난 모든 간호부서장들의 전부는 인사과에서는 몰라도 간호부에서는 100% 간호사 지원자들의 자소서를 읽는다고 말씀하셨다. 그만큼 매력적인 자소서가 필요한 것이다. 또한, 성적이 상위 1%라도 TOEIC 점수가 없으면 지원조차 못하는 병원들이 많아 졌다. 혹은 지원 자격에 TOEIC 점수의 제한이 없어도 정작 면접에 가서 TOEIC 없이 최종합격이란 관문을 통과하기는 낙타가 바늘구멍 통과하기 힘든 경우도 많다. 그만큼 TOEIC을 중시하는 병원이 있다.

또 다른 성향의 대학병원들은 오직 성적만이 서류통과를 할 수 있는 기준점이 된다. TOEIC 점수는 약간의 덤 일뿐 기본적으로 성실하게 학교생활을 하면서 꾸준히 점수를 유지해 온 학생들을 선호하는 것이다. 전반적인 간호학생의 수가 많아지면서 대학병원 합격의 문을 넘기는 힘들어 졌다고 본다. 하지만 나의 여건에서 나의 장점을 살려 내가 일 하고 싶은 병원을 찾는다면 오히려 더 기회가 될 수도 있는 것이다. 위기가 곧 기회다.

성공적인 병원취업을 위한 확실한 공식이 있다. 그 것을 잘 이해하고 전략을 수립해 보자. 지금 내 현실에서 단 몇 개월이나 단 몇 일이라도 준비하면 합격 확률은 높아 질 것이다.

2 매일 얼굴 마주보며 일할 사람을 뽑는다.

대한간호협회에 소개 된 전국 간호학과 대학의 수는 202개다. 2012년 32개 대학의 간호학과가 교육부의 4년제 정책에 따라 기존 3년제에서 4년제로 처음 입학하여 2016년 2월에 첫 졸업생을 내는 원년이었고, 이젠 전국의 거의 모든 전문대학 간호과들이 4년제 간호학과로 바뀜에 따라 1년 더 공부를 하고 왔다는 경쟁력이 없어졌다. 오히려 역사가 오래되고 현장의 선배들이 많은 간호전문대학의 경쟁력이 다시 상승하는 패턴을 보여주고 있다. 또한 주요 대학병원들은 상반기 기 졸업자들을 대상으로 하는 신입, 경력 간호사 채용 공고를 상시로 하고 있어 졸업예정자로써의 신입간호사 병원 취업 문은 점점 더 좁아지고 있는 것이 현실이다.

지원서는 어떻게 써야하고, 자기소개서는 또 어떻게 채워야 하는지 막상 채용공고가 뜨고 나면 갑자기 정신이 혼미해지고 안절부절 하게 되며, 평소 안 보던 자료들을 찾아보게 된다. 병원의 서류전형에 필요한 것들은 우선 지원서, 그리고 자기소개서, 추천서가 있다. 나머지 성적증명이나 외국어 점수, 자격증 사본 등은 그에 따른 부산물이다. 이 모든 서류의 핵심은 하나다.
'우리 병원에 오기 위해 얼마나 잘 준비하였는가?'

그러기에 자격증 명칭이 틀리거나, 외국어 점수 취득일을 적지 못하거나 해외 의료봉사활동 확인증이 준비가 안되었다 성의가 부족한 지원 서류가 되어 벌점을 받을 수도 있다. 가끔 지원서에 취미로 애완견과 산책하기, 모형자동차 경주와 같이 간호사 직무와 별 상관 없는 것들을 적어 내는 학생들이 있다. 병원의 입장에서 이 병원 근무와 관련 없게 써낸 그런 지원자를 환영할리 없다. 부록에 있는 것처럼 현직 간호사 선생님들이 말하는 최고의 신입은 바로 눈치 있는 간호사다. 자격증도 마찬가지다. 간호면접훈련을 진행하다 보면 참 여러 가지의 자격증들이 많이 나온다. 보통 BLS, 컴퓨터 활용능력, 워드프로세서, 웃음치료사, 발 마사지 등인데, 어느 날 모 대학 강의 가보니 여러 친구가 '간호조무사' 자격증을 취득했다고 적어 놓았다. 알고 보니 특성화 고등학교 간호과를 나온 학생이었던 것이다.

그러나 신입 간호사 취업서류는 병원의 입장에서는 이미 간호사 자격증을 취득한 것으로 가정하고 채용하는 것이다. 알다시피 간호사는 간호조무사의 업무영역을 포함하여 훨씬 큰 권리와 책임을 갖게 되기에 역시 불필요한 자격증 소개가 된 것이다.

자기소개서도 역시 마찬가지다. 이 병원에서 인정받는 간호사가 되기 위해 노력한 것들만 가득 적어 놓아야 한다. 성장배경도 나의 가족과 환경스토리가 아닌, 간호사라는 직업을 선택하게 된 계기와 가족이나 주위 분들의 격려와 응원 등을 기본 소재로 구성하여 적어야 한다. 그래야 이 병원의 간호사로 일하기 위한 자기소개서가 완성되는 것 이다. 가장 중요한 것은 자기소개서와 면접의 내용이 다르지 않다는 것이다. 글로 적는 것과 입으로 전하는 방식 이외에 콘텐츠나 구성방식은 너무 똑같다. 이제 더 쉽게 이해하기 위해 면접이야기를 해보자. 자기소개서의 작성요령은 따로 구분해 놓았다.

'면접 가면 어떻게 자기소개를 해야 하나?'
'지원 동기는 또 무엇이라 할까?'
또 '질문에는 어떻게 대답 하나?' 걱정스럽다. 우선 마음의 짐을 조금 덜어주기 위해 좋은 Tip을 하나 주겠다. 우선 면접이란 말의 내용, 언어, Content가 중요한 것은 아니다. 그 것이 문제가 아닐 수 있다는 것 이다. 그것 보다 태도나 표정, 목소리 크기와 밝기 등의 비언어적인 문제, 면접관에게 주는 느낌의 평가가 더 중요하다는 것이다.

간호부서장, 의료원장, 행정실장 등 면접관들은 지금 병원에서 함께 일할 사람을 뽑는 중이다. 같은 부서에서 매일 얼굴을 마주보며, 이야기하고 희노애락(喜怒哀樂)을 오랫동안 함께 나눌 동지를 찾는 작업이다. 경험상 학점이 높다고 동료의식이 높고, 예쁘다고 환자들에게 친절하며, 대답을 또박또박 잘 한다고 오래 일하는 것은 아니다. 그것보다 함께 일해보고 싶다는 느낌, 그 좋은 분위기를 주는 지원자를 찾는 것이다.

3 Communication 능력자를 찾는다.

나를 알리기 위해 면접에서 적극적인 Communication을 시도해야 한다.

이런 적극성은 우선 면접관의 당황스러운 어떤 질문이 나오더라도 무응답을 하면 안 된다는 것부터 말하고 싶다. 특히 간호직무에 관한 질문에서 분명 공부한 것이긴 한데 답변이 생각이 나지 않더라도 "긴장을 많이 해서 그런지 기억이 나지 않습니다." 혹은 "죄송합니다. 생각이 나지 않습니다."라는 답변을 하더라도 면접관과 주고받기를 분명히 해야 한다는 것이다.

Speech란 무엇인가? 면접에 필요한 Speech는 또 무엇일까? 간단히 정의하면 Speech란 언어를 활용한 Communication 방식을 모두 일컫는 말이다. 그 것이 1대 다수일수도 있고, 1대1의 대화 일수도 있다. 다만 인간에게 있어 Speech가 중요한 것은 이것으로 인간답게 살 수 있게 되었다는 것이다. 지구상에 존재하는 수 만종의 동물들 중 문명이란 것을 만들고 계속 진화하는 동문은 오직 인간뿐이라 한다. 그리고 그 이유를 역사학자들은 언어를 다양하게 활용하는 능력 덕분이라고 한다.

그런데 문제는 언어를 활용한 소통의 방법이 현대에 들어 대화보다는 문자로 획일화 되어가고 있다는 것이다. 중요한 의사결정을 해야 하는 신뢰 Communication은 오직 얼굴을 마주보고 이루어지는 면대면(面對面) Speech뿐이다. 하지만 대화에 점점 익숙하지 않은 젊은 세대들은 면대면 Speech에 엄청난 부담감을 갖고 있다. 그 자리가 맞선을 보는 자리거나 면접장이라면 더 그럴 것이다.

병원 입사 면접이라는 간호학생과 사회인의 경계점이 되는 이 시점에 사람의 능력을 판단하는 중요한 기준치가 바로 면대면 Speech이다. 그리고 이 면대면 스피치가 그 사람의 복잡한 인적네트워크와 삶의 방식을 이해하는 데 큰 관점으로 평가되고 있다. 인간이 언어를 활용하는 방식은 사실 직접보고 말을 하는 것 말고도 편지나 E-Mail, SNS 등 다양한 방식과 녹음, 영상 녹화 등 여러 형태가 있다. 이는 말하는 언어와 보는 언어, 듣는 언어로 나누어졌기 때문이다. 그 중 병원면접을 앞두고 있는 당신은 이제부터 말하는 언어 능력에 관심을 갖자.

나의 기본적인 Speech 능력지수를 알아보자. 우선 아래 10가지 항목에서 나는 몇 가지가 해당되는 지 Check 하라. 8개 이상이라면 바로 다음 목차로 넘어가도 무방하다. 확실하고 당당한 Communication을 할 수 있는 능력자임으로 면접에서의 말의 내용만 고민하면 될 것이다. Check 된 항목이 5-7개 정도라면 오늘부터 30분씩만 투자하자. 꾸준하게 연습하면 어느 병원 면접이건 자신감 있게 임할 수 있을 것이다.
만약 체크된 항목이 4개 이하라면 Speech 울렁증이나 자존감 부족 증후군을 앓고 있는 지원자일 수 있다. 지금 이 대로 병원면접에 간다면 100전 100패이다. 아래 설명하는 호흡과 발성, 발음에 하루 1시간씩 투자해야 한다.

Speech란 머리로 이해하고 가슴으로 감동받는 학문이 아니다. 오직 실제와 같은 연습으로만 배울 수 있다. 쉽게 설명하면 체질화해야 한다는 것이다. 소극적인 성격을 바꾸기 위해 산에 올라가 메아리도 질러보고, 사람 많은 장소에서 노래를 해보듯이, Speech를 제대로 해보고 싶다면 말하는 연습을 행동으로 옮기기 바란다.

① 나이가 어린 사람이라도 항상 존대 말을 한다.
② 옆 자리에 앉은 모르는 사람에게 먼저 인사말을 건넨다.
③ 사투리 억양을 사용하지 않는다.
④ 상대의 눈을 보면서 말 한다.
⑤ 조별 프로젝트에서는 항상 발표를 맡는다.
⑥ 모임이 있다면 자기소개 멘트를 준비해 간다.
⑦ 말이 빠르다고 혼난 적은 없다.
⑧ Speech를 의도적으로 또박 또박 하는 편이다.
⑨ 말을 할 때 Episode(예화)를 잘 활용하는 편이다.
⑩ 내 목소리가 멋지다고 생각한다.

나의 Speech 지수를 체크했다면 기본적으로 말하기에 관한 지식을 알아야 한다.
Speech는 크게 '말을 효율적으로 하기 위한' 화법과 '기술적인 말하기를 위한' 화술로 구분한다. 먼저 면접에서 효율적으로 말을 전달하는 방법으로 ①호흡, ②발성, ③발음, ④Gesture 4가지를 설명하겠다.
호흡은 안정된 목소리 톤과 편안한 Speech를 위해 아주 중요한 항목이다. 누구나 사람은 긴장을 하면 호흡이 빨라지고, 숨이 가빠지게 된다. 얼굴은 빨갛게 오르고 심장박동수가 올라가면서 어느 순간 준비했던 답변이 아닌 엉뚱한 말을 하고 있게 된다. 특히 호흡이 안정되지 못한 것이 문제인데, 이렇게 되면 상대에게 경험부족이나 자신감부족, 준비부족의 오해를 사게 된다. 그래서 평소 Speech 할 때 안정된 호흡을 갖도록 하는 것이 중요하다.

호흡을 늘리기 위해 평소 배에 힘을 기르는 떨기호흡, 훈련방법을 활용하면 좋겠다. 입술 떨기 호흡을 통해 소리의 높낮이를 갖게 되면 배에 힘이 들어가게 되며, 자연스럽게 복식호흡을 하게 된다.

다음 면접 준비를 위해 확인해야 할 것은 목소리의 크기이다.
보통 대학병원의 면접장에서 면접관들과 지원자간의 거리는 짧아야 3미터, 조금 멀다면 5미터 정도가 된다. 간호부장, 팀장, 과장 그리고 행정부원장 정도로 구성된 면접관의 수가 4~6명 정도라고 이해한다면, 그 모두에게 한 번의 스피치로 바로 소통하기 위해선 목소리가 정확하게 들릴 수 있는 정도의 최소한의 목소리 크기가 필요하다. 그래서 이야기 하는 스피치 기본훈련 첫 번째는 발성이다. 또한 이 발성은 지원자의 자신감을 피력할 수 있는 아주 중요한 포인트이다.

목소리의 크기, 즉 발성은 목소리의 Tone을 말한다. 한 사람의 이미지에 큰 작용을 하게 되는 신뢰감의 요소이다. 또한 발성은 그 사람의 직업, 하는 일과도 밀접한데, 떨리는 목소리나 Husky voice로는 간호사의 업무에 신뢰감을 줄 수가 없다. 목소리에 힘이 있어야 하며, 전문성을 갖고 있다는 것을 나타내는 것이 이 발성의 요소이다. 좋은 발성을 위해 평소 목을 아끼고 관리를 잘해야 하는 것이 중요하다. 목소리도 하나의 악기와 같아서 평소 아끼면서 적절하게 이용하고 관리하는 것이 중요하기 때문이다. 면접 일주일 전부터는 좋은 발성을 위해 Coffee, Caffeine 음료는 삼가고 따뜻한 물을 자주 마시며, 목을 따뜻하게 관리하자. 또한 목을 보호하기 위해서는 잠을 푹 자는 것과 피로를 쌓지 않도록 조심해야 한다.

이 지원자가 얼마나 좋은 간호사가 되기 위한 준비가 되었고, 병원 면접대비 훈련이 되었는지를 알 수 있는 요소, 일단 좋은 발성을 위해서는 의도적으로 또박또박 말하는 연습이 필요하다. 특히 지방출신 학생들의 서울병원 입성을 위해 고민하는 것이 바로 사투리 억양인데, 이런 고민은 의도적으로 입을 크게 벌리고 천천히 말하는 습관을 갖게 된다면 어느 정도 해결이 된다. 그리고 이런 노력들이 면접관에게도 충분히 어필 할 수 있다.

우선 발성 훈련의 처음은 낱 발음이다.

한 글자씩 Accent 주듯이 끊어서 발음하는 것인데 말하기 훈련의 가장 기본이 되는 자음, '가 갸 거 겨 고 교 구 규 그 기' 발음부터 '하 햐 허 혀 호 효 후 휴 흐 히' 까지를 당분간 매일 한 번씩 해본다. 음절길이를 짧고 균일하게 소리 내어 보는 것이 중요하다.

	가	나	다	라	마	바	사	아	자	차	카	타	파	하
갸														
거														
겨														
고														
규														
그														
기														

 입을 적극적으로 벌리는 것은 그 사람의 적극성, 표현능력을 말한다. 그리고 이 입을 크게 적극적으로 쓰는 모양이 보기에도 좋다. 거울을 보고 입을 의도적으로 크게 쓰는 연습을 해보자. 의식하지 않았을 때보다 보기에도 좋고, 소리의 정확도에서도 큰 차이가 날 것이다.

그리고 Gesture 역시 효율적인 말하기의 기본 훈련이다. 그런데 실제 Gesture를 전혀 안했던 사람에게 가장 힘든 말하기 기술이 바로 Gesture다. 일단 Gesture를 쓴 다는 것은 상대에게 큰 여유와 자신감을 어필하는 것이다. 간호사 면접에서의 Gesture는 가슴 안에서 너무 과하지 않게 쓰되 30초에 한 번 정도를 사용하거나 Gesture 쓰기에 부담이 있다면 그냥 양손 끝을 맞잡고 고 단정하게 밀고 나가도 무방하다. 또한 간호사 면접 면접관의 스타일에 따라 Gesture를 과감하게 쓰는 지원자를 싫어 할 수도 있다.

Communication 능력자로 인정받기 위한 마지막 기술은 말끝을 올리자는 것이다. "열심히 일하는 간호사가 되겠습니다."의 말미를 내리면 자신감이 부족한 독백으로 들리지만, 말끝을 의도적으로 올리면 면접관에게 어필하는 느낌을 전해주게 된다.

4 왜 우리병원에 지원한 것인가?

학점관리를 잘 해라 !! 토익점수 올려라 !!
기본간호학과 성인간호학을 열심히 공부해라 !!
아마도 병원취업 준비를 하면서 간호학과 선배들께 받은 조언 중 가장 많이 듣는 말일 것이다. 사실 다양한 직종의 취업 준비생들을 만나보며, 하나의 직장과 자리를 목표로 수년을 준비하는 친구들을 많이 만나 보았다. 그리고 그런 노력들이 처음 안 되었더라도 취업 재수, 삼수라는 준비과정을 거쳐 목표를 이루는 것을 많이 보았다.

그러나 간호직종 취업 문화에는 특별함이 있다. 일단 졸업하는 해에는 어떤 병원이던 무조건 취업에 성공해야 한다. 그렇기 위해 내가 원했던 병원이 아니더라도 일단은 면접 일자가 다른 여러 병원에 지원을 하게 되며, 또한 합격한 몇 개 병원 중 이것저것을 비교하고 한 곳을 선택하여 취업 하게 되는 것이다. 물론 혹자들은 다른 어떤 직종에 비해 참 취업하기 쉽다고 비아냥거릴 수 있다. 하지만 대학생활 내내 카페보다는 도서관에서, 소개팅보다는 책과 씨름하며 국가고시 합격의 꿈을 이룬 간호학 전공생들은 정말 자기가 일하고 싶은 병원을 선택하고 입사할만한 자격이 있다. 또 가끔은 원하던 병원에 취업을 하고 근무를 하다 보니 회의감이 들어 다시 재취업을 위한 재수를 하기도 한다.

그런데 간호사 취업문화가 이렇다 보니, 정확히 어느 병원에 가겠다는 목표를 갖고 거기에 맞게 준비하는 맞춤 설계가 거의 없다. 아니 그런 Know-how를 전수받지 못했다. 그래서 일단 간호사 국가고시까지 열심히 공부해서 당연히 합격해야 하는 것이고, 어딘지 모를 예상치 못한 병원에서 사회생활을 시작하게 되는 간호사 생활이 역할갈등의 연속이고 직무Stress를 관리하지 못하는 일이 많은 것이다. 이는 신입간호사의 높은 이직률이 말하고 있다.

내가 가고 싶은 병원을 정하자. 꼭 입사하겠다는 목표를 갖자.
이것이 "왜 우리 병원인가?"라는 질문에 자신감 있게 할 말이 생기는 것이다.

그렇다면 어떻게 병원을 선택해야 하는가? 우선 흔히 말하는 좋은 병원의 의미는 무엇일까? 누구는 연금 혜택 등의 복지가 좋아야 좋은 병원이라 하고, 누구는 나이트 숫자가 적어서 근무 여건이 좋은 병원이 최고의 병원이라고 하며, 규모가 크거나 연봉을 많이 주는 병원이 좋은 병원이라고 한다. 아님 집에서 가까운 병원이 좋은 병원 일 수도 있다. 그러나 내가 볼 때 가장 '좋은 병원'은 내가 '오래, 즐겁게 일 할 수 있는 병원'이다. 그리고 내가 지금 지원하고 면접을 보고 있는 병원이 바로 '나에게 있어 지금 이 순간 가장 좋은 병원' 이다. 여러분은 꼭 일해 보고 싶은 병원이 있는가? 그 목표가 있어야 힘든 공부를 즐겁게 할 수 있다.

그러려면 나를 알아야 한다. 나는 어떤 장기와 강점을 갖고 있으며, 성향이 목표 지향적인지 관계지향적인지 등의 문제는 중요하다. 이는 단순히 꼼꼼하고 관찰력이 있으니 중환자실이 어울리고, 활달하고 춤과 노래를 잘 좋아하니 소아과가 어울리는 부서라고 하는 것처럼 병원도 나와 어울리는 병원이 분명 있는 것이다. 그리고 가고 싶은 병원에서 나를 뽑아만 준다면 누구보다 일을 잘 할 수 있다는 자신감과 패기가 필요하다. 그리고 준비를 해야 한다.

원래 부자가 되려면 모든 재물을 얻고서 부자로 인정받는 것보다,

이미 부자인 것처럼 생각하고 행동하면 저절로 재물이 들어오는 것이다. 이미 성공한 것처럼, 또한 성공으로 가는 과정이라 믿고 준비하자. 그러면 분명 그 목표가 이루어 질 것이다. 다소 부족한 부분도 나의 의지로 채워지기 마련이다. 다시 정리하면 간호학과 4학년 들어서기 전 나와 어울릴 병원을 3개 이내로 선택하자. 무엇이 더 필요할지, 어떻게 준비할 것인지 계획을 잡자. 내게 부족함이 있다면 그것을 어떻게 채울 것인지 전략을 세우는 것이 중요하다. 영어점수나 Diet처럼 긴 시간을 할애할 수 없다면 단 1주일간 집중해서 PPT나 Prayg, Photoshop 등을 완벽하게 익혀라. 그렇게 내가 어필할만한 꺼리를 찾아서 준비하고 서류와 면접에서 이용하면 될 것이다.

이미 많은 병원들은 면접에 큰 비중을 두고 있다.
최종합격자 정원의 3배수 혹은 4배수의 면접을 통해 최종 합격자를 선발하는 방식이다. 또한 토론이나 발표 등의 방식을 사행하고 있어 오직 학점과 외국어 점수만으로 간호사를 채용하던 시대는 분명 아니다. 간호사 채용시장에서도 이제 이미지, 인성, 순발력, 유머감각, 위기대처능력 등 면접을 통해 변별력을 가리는 방법이 다양 해졌다. 한양대학교병원 간호부장을 역임하신 박혜자 면접관은 학생들에게 "학점이나 토익점수가 다소 낮아도 얼마든지 면접으로 역전 합격할 수 있는 길이 있다. 자신만의 특기를 살리는 것이 중요하다." 라며 격려해 주신다. 남들과 다른 나만의 경쟁력을 어필하도록 하라는 것이다.

이는 대게의 대학병원 면접시험이 Zero-base에서 시작하는 것으로도 알 수 있다. 면접만으로 뽑겠다는 것이다. 점수를 중시하는 몇몇의 대학병원의 경우 전체 면접시험의 20% 정도를 서류점수로 하기도 하지만 70% 정도의 대학병원은 순수하게 면접을 통해서만 지원자의 가치관과 소통능력, 표현 능력, 표정 등을 통해 선발하겠다는 것이다. 물론 학점이 높다면 합격 가능성이 더 높겠지만, 다소 부족함이 있더라도 최적화한 면접 연습을 통해 지원자의 당당함과 적극성, 그리고 '이 병원에서 꼭 일하고 싶다는' 확실한 절실함을 보여야 한다.

또한 요즘의 새로운 병원면접 Trend는 직무면접과 일반면접을 구분하여 시행하는 것이다. 또는 분당서울대학교병원처럼 오전에는 약물시험(직무시험), 오후 면접을 시행하는 병원도 있고, 술기시험을 따로 치루는 경우도 있다. 가톨릭대학교 서울성모병원과 순천향대학교병원은 토론면접을 통해 선발하기도 한다. 지금 누군가가 당신에게 이 질문을 던진다는 무엇이라 말할 수 있는가?
"당신은 왜 우리병원에 오고 싶나요?"

지원자의 입장에서 이해한다면 '이 병원이 왜 나를 뽑아야 하는지'를 어필해야 한다는 것이다. 그것이 성실하다는 것일 수도 있고, 끈기가 있어서 오랫동안 근무할 수 있다는 것일 수도 있다. 또한 체력이 좋아서 3교대 근무에도 끄떡없다는 것일 수도 있으며, 친화력과 적응력이 좋다는 것 일수도 있다.

나는 무엇으로 이 병원이 나를 꼭 채용해야 하는지를 먼저 고민해보자. 다만 오랫동안 간호사 면접을 준비하는 학생들을 만나오면서 이런 자랑은 별로 매력이 없는 듯하다. "행복 바이러스, 행복 비타민 같은 지원자" 혹은 "매우 긍정적인 지원자" "잘 웃는 미소가 아름다운 지원자" 같은 유형이다. 간호사라면 행복, 긍정, 웃는 얼굴을 가져야 하는 것은 기본이요. 특별히 증명할만한 근거가 없다면 점수를 줄 수 없기 때문이다.

혹 "미소가 아름답고, 이미지가 좋아 지난 2년간 학교 홍보모델로 활동하였습니다. 이런 저의 장점을 살려 귀 병원에서 근무하면서 1년에 두 번이상은 꼭 친절간호사 상을 받을 자신이 있습니다." 라고 말할 수 있다면 모르지만.

또한 남다른 키워드를 갖고 설명하는 것이 좋다. 다른 지원자들이 다 같이 소통능력이 있다고 할 때 나는 소통 중에서도 '말 보다는 행동' 또는 '다른 사람들의 이야기를 들으며 맞장구'를 잘 쳐준다고 한다면 분명 나를 차별화 평가할 것이다.

5 나는 간호사로 지원한 것이다.

"학교생활은 어떻게 했습니까?"라는 질문은 "학교생활은 어떻게 했으며, 그 것이 우리병원이 당신을 뽑아야 하는 이유와 어떤 관련이 있을까요?"라고 이해하고 답을 하면 된다. "인생을 살면서 가장 크게 기뻐했던 일은 무엇인가요?"라는 질문은 "인생을 살면서 가장 크게 기뻐했던 일은 무엇이고, 그 것이 우리병원에서 당신을 뽑아야 하는 어떤 이유가 될까요?"라는 것이다.

모든 답변은 내가 앞으로 일하는 직업 '간호사', 직장 '병원'과 연관되어 말하라는 것이다. 바로 이런 답변으로 준비하는 것이 포장스토리이다. "나는 이런 사람입니다. 그래서 이 병원이 나를 꼭 채용해야 합니다."라고 설명할 수 있는 포장스토리. 간호사 면접 자기소개의 주요 내용도 이 것이며, 인터뷰 속 주요 핵심스토리도 바로 이 대답이다. 그래서 2가지 이상의 포장스토리를 꼭 준비하는 것이 무엇보다 중요하다.

학교생활과 관련 된 병원면접 내용은 크게 두 가지로 압축된다. 먼저는 실습에 관한 여러 소감이나 경험 등을 묻는 질문이고, 두 번째는 학교에서의 왕성한 활동 등을 묻는 일반적 내용이다. 우선 대학생활에 동아리 활동이나 봉사활동을 묻는 질문들의 유형은 아래와 같다.

[서울대병원] 대학시절 동아리는 무엇이고 어떤 경험을 했나?
[서울아산병원] 대학시절 동아리 활동 경험은?
[서울삼성병원] 대학시절 봉사활동의 경험은?
[신촌 세브란스] 자기개발을 위해 했던 것은 무엇인가?

"저는 학교생활도 열심히 했지만, 그에 못지않게 봉사동아리 활동도 열심히 했습니다. 특히 저는 통기타 동아리에서 년 2회 이상 공연까지 직접 참여하였습니다. 처음에는 자기개발을 위해 자신있게 연주할 수 있는 악기를 배우기 위해 기타를 선택했습니다. 그리고 동아리 활동을 하면서 많은 선후배들과 친하게 지내면서 사람들을 많이 사귀었습니다. 또한 정기연주회를 위해 준비하고 공연까지 마무리하면서 많은 자신감을 얻게 되고 목표의식을 갖는 연습이 되었습니다."

이렇게 답변이 마무리 된다면 면접관 입장에서는 아쉬울 것이다. 질문의 의도는 어떤 활동을 했고, 구체적으로 무엇을 얻었는지와 더불어 그 것이 병원이나 간호사 일과 어떤 연관이 있는지를 까지를 답하도록 묻는 것이었기 때문이다. 이럴 경우 면접관은 할 수 없이 또 질문을 하게 된다.

"그런 활동들이 우리 병원과 어떤 상관관계가 있을까요?"
한 가지 질문 후 관련된 질문을 또 하게 만든다면 지원자가 실수한 것이다. 한 번의 질문에 대답을 하면서 면접관이 원하는 답변의 의도가 무엇인지를 생각해 봐야 한다. 그렇다면 이렇게 시원하게 답을 해주면 어떨까?

"저는 학교생활도 열심히 했지만, 그에 못지않게 봉사동아리 활동도 열심히 했습니다. 정기적으로 보육원을 방문하여 아이들 공부도 가르치고, 함께 놀아주기도 하는 동아리였습니다. 이런 활동을 통해 누군가를 돕는 다는 기쁨을 알게 되었습니다. 또한 대상자의 눈높이를 맞추기 위한 관심과 소통의 기술도 배울 수 있었습니다. 그 초심을 잃지 않고 나눔과 희생정신이 강한 간호사가 되겠습니다."

정도라면 면접관들도 마음에 들어 할 것이다. 그런데 가끔은 이렇게 답하는 지원자가 있다.
"저는 공학 동아리 활동을 열심히 했습니다. 어려서부터 손으로 만들고 고치고 하는 것에 흥미가 많았기 때문입니다. 가끔은 집에서 쓰는 작은 가전제품이 고장 나면 모두 해체하고 수리하여 쓰기도 했습니다." 라고. 문제는 그 다음이다. 그 손으로 만들고 고치고 했던 경험들이 병원 생활이나 간호사 업무에 무슨 직접적인 관련이 있는가는 고민해 볼 문제이다.

내가 아무리 그런 소질과 특기가 있더라도 간호사 면접이라면 잠시 접어 두어야 한다. 남학생의 경우 축구를 잘 한다는 장점은 간호사 면접에서 장점이 될 수도 있다. 우선 체력이 좋아서 오랫동안 끄떡없이 근무 할 수 있고, 운동을 통해 건강하게 스트레스 해소를 할 수 있는 장점과 단체경기를 한다는 것은 그만큼 다른 사람을 배려하고 협동해야 가능한 것이다. 잘 풀어주기에 따라 제대로 포장이 된다. 간호실습 과정에서 포장 스토리를 만들어 내는 것도 좋은 방법이다.

[삼성서울병원] 실습하면서 개선했으면 하는 점은?
[서울아산병원] 실습했던 병원 3군데만 이야기 해 보세요.
[서울대병원] 실습 때 있었던 가장 재미있었던 일은?
[서울대병원] 실습 때 가장 힘들었던 부서는?
[인천성모병원] 실습하면서 제일 기억에 남는 환자는?
[삼성서울병원] 실습하면서 느낀 이론과 임상의 차이점은?
[삼성서울병원] 본인이 실습했던 병원과 삼성병원의 조직문화 장단점?
[서울성모병원] 실습하면서 느낀 병원의 가장 큰 문제와 해결방안은?
[서울성모병원] 간호실습 중 윤리적으로 어려움을 겪었던 경험?
[고려대의료원] 병원 실습 때 자신이 리더십을 발휘했던 상황은?

이렇게 다양한 실습관련 질문 중 가장 빈번히 나오는 간호사 면접질문은 바로 가장 기억에 남는 환자일 것이다. 얼마나 병원 실습을 적극적으로 했는지에 대한 결과물이기 때문이다.

"가장 최근에 실습한 정신과 환자 분이 기억에 남습니다. 그분이 언젠가 저의 손을 잡아 주면서 항상 환자들에게 친절한 간호사가 되세요. 간호사의 말 한마디가 환자들에게 큰 힘이 되요 라고 말씀해 주셨습니다. 정식 간호사로써 첫 발을 내딛는 제게 한 번 더 환자를 대하는 마음가짐을 생각할 수 있게 해주는 말씀이었습니다. 저는 그 말을 간호사 생활을 하는 동안 절대 잊지 못할 것입니다."

이렇듯 대학생활 질문 중 실습관련 질문은 대답하기 쉽지 않다. 중요한 것은 진짜 실습만 열심히 했는지, 아니면 실습 중 일어나는 일에 대한 생각이나 고민, 미래의 자기 설계 등을 하면서 실습을 했는지 묻는 것이다. 이제 지난 2년간 내가 SN으로 병원 실습을 했던 것들을 잘 생각해 보자. 어느 병동, 어떤 부서에서 실습을 했고, 어떤 환자들과 의료진들을 만났는지, 가장 기쁜 일이나 뿌듯했던 일, 그리고 어려웠던 일은 무엇이었는지를 정리해 볼 필요가 있다.

그리고 다른 간호사를 안 좋게 말하는 선배 간호사, 일을 못한 것에 대한 잘못이 당사자에 있음에도 불구하고 다른 간호사 탓을 하는 간호사 등을 기억하고 이야기 하지 말자. 그것보다 환자의 이름을 잘 외우는 간호사, 복도에 지나가는 환자를 볼 때마다 인사하고 안부를 묻는 간호사, 환자들에게 많은 정성을 기울이는 간호사를 말해야 한다. 그 것이 면접관에게 지원자의 좋은 인상만 남기는 것에 무척 중요하다.

간호사 면접에서 지원자의 긍정성이란 "나는 긍정적인 사람입니다." 라고 직접 말하는 것보다 바로 이런 말의 내용에서 긍정성향인지 부정성향인지가 나타난다. 꼭 명심해서 설명해야 한다. 질문 그대로 잘못된 선배 간호사의 사례 등을 구체적으로 설명한다면 이 지원자는 우리 병원에 와서도 다른 외부 사람들에게도 병원이나 직속 선배들의 안 좋은 것들을 평가할 사람이기에 뽑기에 부담을 가질 수 있기 때문이다.

그리고 이 포장 스토리는 굳이 "자기 PR을 해 보세요"라든지 "자기 장점을 말해 보세요", "왜 우리병원이 당신을 뽑아야 하는지 말해보세요"라고 물을 때 답하는 것이 아니다. 이 병원이 나를 왜 뽑아야 하는지, 다른 지원자들과의 차별을 말하는 것이다. 어떤 질문이든지 끼워 맞추어 답할 수 있는 것이다. 예를 들어 "학교생활은 어떻게 하셨나요?", "어떤 간호사가 되고 싶나요?", "간호학과에 왜 진학하셨나요?", "우리병원에 왜 오고 싶나요?" 등 면접관 질문의 70% 이상은 내가 준비한 자기 장점과 구체적인 사례, 즉 나의 포장 스토리 중 한 가지로 답하면 된다.

나의 여러 포장 스토리 중 가장 중요한, 꼭 피력해야 하는 내가 남들과 가장 차별화되는 장점 한 가지를 자기소개 스피치에 넣게 되는 것이다. 간혹 자기소개 없이 면접이 진행 될 수도 있다. 그럼 자기소개만을 위한 스피치 콘텐츠를 준비한 지원자는 그 준비한 내용들이 그냥 없어지게 되지만, 포장 스토리 한 가지를 자기소개로 준비한 지원자는 다른 어떤 질문이라도 그 내용을 활용하면 된다.

6 말로 표현하는 간호학을 준비하라.

간호학은 크게 성인간호학과 기본간호학, 이 두 과목에서 업무관련 질문이 모두 나온다. 우선 가장 쉽게 준비 할 수 있는 유형은 용어 설명이나 간호방법 설명이다. 이 경우는 개인의 생각이나 소신 등 주관적 입장표명 없이 사전적 내용 그대로를 차분하게 설명하면 된다.

다만 시험지에 답을 쓰는 것과 말로 답하는 것과는 많은 차이가 있다. 말이란 뱉으면 끝이다. 시위를 당긴 활이고, 엎어진 물인 것이다. 그 것을 다시 돌리기란 기술적으로도 힘이 든다. 우선 간호지식에 관한 질문에 답을 잘 하기 위해선 공부를 해야 한다.

다만 국시를 준비하는 과정에서 나올만한 문제들이기에 따로 준비를 한다는 것보다는 면접 시기에 공부 할 때는 눈으로 보고, 글로 적으면서 말로 표현하는 간호 공부하는 것이 중요하다. 그 것도 차분하게 목소리에 힘을 주고 또박또박 읽어가면서 머리에 입력을 하자. 우선 대학병원 면접에 실제 나왔던 의학용어나 풀 네임을 말해보라는 몇 가지 아래 질문에 답을 해 보자.

[인하대병원] GCS 풀텀은 무슨 뜻인가?
[순천향대병원] DNR, BLS, TPN 의학용어 설명하시오.
[건강공단 일산병원] MRSA, VRE 의 풀텀을 말하시오.
[한양대병원] DOA / MI 의 풀텀을 말하시오.
[서울성모병원] CPR 풀텀과 Injection 부위 설명하시오.
[순천향대병원] 협심증 약 보관법과 투약시간을 설명하시오.
[관동대 명지병원] IM 부위를 설명하시오.
[관동대 명지병원] Digoxin 활용 간호방법을 설명하시오.
[세브란스] 흡인간호 시 중요한 점은?
[한양대병원] Injection시 각도?

또한 여러 간호방법을 묻는 질문도 많다.
이 것 또한 학교에서 배운 그대로를 잘 정리해서 암기해야 할 것이다. 물론 설명하는 방법은 다양하다. 그 중 가장 면접관이 선호하는 답변방식은 결론을 먼저 말하는 방식이다. 우선 "이것은 A 입니다."

를 먼저 밝히고 덧붙이는 스피치가 듣는 면접관에게 훨씬 쉽게 전달이 될 것이며, 이런 방법이 효율적인 소통을 할 줄 아는 지원자로 좋은 점수를 받게 되는 방법이다.

[가천 길병원] 욕창을 예방하기 위한 간호방법은 무엇인가?란 질문이다.
답변의 예를 들면,

"관찰 및 체위변경입니다.
첫 번째 환자의 피부상태를 수시로 관찰해야 합니다. 욕창이 생기지는 않았는지, 생길 위험성이 있는 곳이 있지는 않은지를 관찰하고 욕창발생 위험군의 환자는 항상 피부가 건조하고, 깨끗하게 유지 하도록 합니다.
두 번째 주기적으로 체위변경을 해주어야 합니다. 욕창은 지속적, 반복적인 압력에 의해 발생 되므로 체위변경을 통해 압력을 제거합니다. 에어매트리스 사용과 직접적인 압박을 받는 부위는 베개나 쿠션으로 지지해줍니다. 체위변경 시 주의사항으로는 이불의 주름, 각종 라인들을 잘 정리하여, 불필요한 압력을 최소화하고 마찰이 생기지 않고, 바닥에 끌리지 않도록 합니다."
라고 말한다.

중요한 것은 욕창을 예방하기 위한 간호방법은 "관찰 및 체위 변경입니다." 라고 먼저 결론을 밝히고 부수적인 설명을 했다는 것이다. 이런 스피치가 면접관으로 하여금 시원시원하게 소통능력을 가진 지원자로 인식시킬 수 있는 것이다. 병원은 환자와 보호자, 의료진들과 여러 직종의 수많은 구성원들로 구성된 조직이다. 이 조직, 특히 간호사의 업무 중 참 중요한 것이 듣고 말하는 능력이다. 이것의 능력을 짧은 면접시간동안 어필해야 한다.

[인하대병원] 혈당 정상범위를 설명하시오.

"혈당의 정상범위는 측정시기에 따라 다릅니다.
정상인의 공복시 정상범위는 80~110mg/dl, 식사 직후 200mg/dl 이하, 식후 2시간 후는 140mg/dl 이하입니다. 혈당 측정시 식사와 운동과 관련하여 수치에 변화를 줄 수 있으므로 주의해야 합니다."

간단하지만 핵심적인 내용을 모두 담는 답변이 중요하며, 지속된 말하기 훈련을 해야만 이렇게 순서대로 잘 나온다. 또한 어떤 지원자는 면접관의 질문을 그대로 한 번 반복하는 지원자가 있다. 이것이 질문 길이에 따라 지루하게 느껴지거나 꼼수를 부리는 안 좋은 영향을 끼칠 때도 있으니 조심해야 한다. 모든 간호사 면접의 답변은 질문이 끝난 후 속으로 하나 둘 셋에 답변을 시작하는 것이 좋다.

[가천 길병원] 생후 1개월에 맞는 예방접종은?

그러나 질문이 짧다면, 그 질문은 한 번 읊어도 무방하다. 생후 1개월에 맞는 예방접종은 정도의 질문이라면 "생후 1개월에 맞는 예방접종은 BCG, 결핵예방접종입니다." 라고 답변하면 된다. 그런데, 아래와 같이 질문의 길이가 길었다면 그냥 답변으로 바로 들어가자.

[2012/건국대병원] 당뇨병 환자는 인슐린을 언제 어느 정도 투약해야 하고, 투약 시 주의해야 할 것은 무엇인가?

"인슐린의 종류에 따라 투여시간은 다릅니다. 보통 속효성 인슐린은 식전 30분, 초속효성 인슐린은 식사 15분 전에 투여합니다. 인슐린의 용량은 처방에 따라서 투여합니다. 투여 전 저혈당 등 증상이 있으면 의사에게 보고하고 투여용량을 조절합니다. 투약시 주의 사항으로는 투약 시 먼저 손 씻기를 합니다.
인슐린 투여 전에는 약물의 이상 유무를 확인합니다. 인슐린을 양손바닥 사이에 놓고 굴리듯이 혼합하여 기포가 생기지 않도록 합니다.

인슐린은 근육의 움직임에 따라 흡수시간이 다르므로 근육의 움직임이 적은부위 복부, 상완부, 대퇴부, 둔부 등에 투여합니다. 한부위에 반복적으로 투여하면 지방축적으로 흡수가 지연될 수 있으므로 주사부위를 옮겨가며 주사하여야 합니다.
인슐린 투여 후에 문지르면 흡수 속도가 빨라지므로 절대로 문지르지 않고 5~6초 꼭 눌러줍니다."

이렇게 긴 답변을 해야 함에 질문까지 앞에 붙인다면 너무 지루해지기 때문이다. 거의는 질문이 길면 답변 내용도 많기 때문이다. 또 최근 대학병원 면접에서 나왔던 간호 처치요령에 관한 질문들이다.

[인하대병원] 수혈 부작용과 그때의 대처방법은 무엇인가?
[인하대병원] L-Tube의 삽입 목적은 무엇인가?
[인하대병원] Suction시 적정 압력은 얼마인가?
[인하대병원] 수혈 부작용에 대해 설명하시오.
[전북대병원] 투약오류를 줄이기 위해 할 수 있는 것은 무엇인가?
[서울성모병원] ICP는 어떻게 측정해야 하는 가?
[서울성모병원] 척추분리 체계를 설명하시오.
[서울성모병원] 헤모글로빈 남자와 여자의 수치 차이점은?
[건국대병원] ICR 환자일 때 맥박은 어떤 가?

[강동 경희대병원] 저혈당 관리 방법과 감염관리 방법을 설명하세요.
[순천향대병원] 비타민 K 음식은?
[건강공단 일산병원] 모유수유의 좋은 점은 무엇인가?
[건강공단 일산병원] 객혈과 토혈의 차이점은?
[한양대병원] 관장의 종류는 무엇이 있는가?

신규 간호사 면접의 간호지식 질문은 병원마다 특징이 있어서 굳이 어느 부분에서 문제가 나온다는 것을 말하기는 힘들다. 다시 말하지만 현재 국가고시를 준비하고 있는 수준이면 충분하다. 문제는 이 알고 있는 수준의 답변을 어떻게 잘 전하는가의 문제이다. 또한 간호지식을 시험으로 대체하거나 완전히 배제하는 경우도 있다. 삼성서울병원의 경우도 간호지식에 관한 면접은 하지 않는다.

7 간호사로써의 Good Image로 승부하라.

전국의 많은 대학병원에서 간호사를 최종 선발하는 권한은 간호부에 있지 않다. 정확히 말하면 간호부에서 간호사를 뽑는 것 보다 경영진에서 최종적으로 간호사를 뽑는다는 것이 현실이다.

그러기에 간호사 면접에서 Image는 무척 중요하다. 간호사의 용모와 표정, Image는 곧 병원의 Image이기 때문이다. 다른 지원자와 비교하여 보다 나은 밝은 Image와 긍정적인 태도, 기본적으로 사람에 대한 예의를 갖고 있다는 것을 보여 주어야 한다. 많은 병원들이 면접 채점 기준에서 간호관이나 지식, 윤리만큼 중요하게 보는 것이 바로 인성인데, 짧은 면접시간동안 보여줄 수 있는 인성이라고는 복장, 태도, 자세, 표정, 그리고 Reaction 뿐이기 때문이다.

이는 어느 병원이나 마찬가지이다. 그 병원에서 좋아하는 의상, 헤어스타일 등의 정보가 있다면 준비하자. 아니 현직자를 만날 수 있다면 찾아가서 조언을 구하는 방법도 아주 좋은 자세다. 면접하고자 하는 병원의 홈페이지나 직접 근무 중인 선배가 있다면 찾아가라. 가장 중요한 것은 면접의 기본매너에 충실하면 좋은 결과가 있을 것이라는 것이다. 그리고 병원마다 Speech 답변 내용 보다 오직 Image만 갖고 선발의 당락을 정하는 면접관이 있다. 이는 돌려 생각해보면 병원은 신입에게 일의 숙련도나 노련미, 전문성을 갖고 있는 인재를 원하지 않는다. 아무리 그 것이 준비되었다고 해도 실제 병원생활을 통해 모두 새롭게 배워야 하기 때문이다. 그 것보다는 분위기를 밝게 해줄 수 있는 참신함, 신선함을 요구하고 있음을 알아야 한다.
고려대학교 안산병원 간호부장을 역임하신 김정숙 면접관께서 항상 코치해 주시는 이미지의 중요성 한마디가 있다. "성적이 아무리 1등이라도 우울하면 절대 안 뽑습니다."

남학생의 경우 깔끔한 정장으로 준비한다. 너무 바지통을 줄이거나 상의를 타이트하게 입지 않는다. 약간 클래식하게 입는 정장에 더 신뢰감을 느낄 것 이다. 그리고 번쩍거리는 정장보다는 광택이 없는 소재가 좋다. 배가 조금 있다면 살짝 버튼을 열어도 좋다. 그리고 색상은 너무 어두운 검정보다는 Dark brown이나 남색 톤으로 단정함과 신뢰감을 주는 것이 좋다. Necktie는 거기에 어울리는 무늬가 튀지 않는 단색이나 두 가지 Color가 있는 것으로 고른다. 물론 얼굴 피부색에 맞는 tie 선택도 중요하다. 흰 피부는 보라, 빨강 계열 색상을, 검은 피부의 남학생이라면 Navy, Brown 계열 색상이 무난하다. 흰 양말은 절대 금물이다.

여학생의 경우 면접의상으로 Black jacket에 흰 Blouse를 고집하는 경우가 많다. 하지만 그 면접시기가 여름일 때는 곤란하다. 특히 더운 날씨에 답답해 보일 수 있기 때문이다. 작년 세브란스 면접OT에서는 간호부서장님이 모두 장례식장에 온 것 같다고 말 하기도 했다. 그 것보다 꽃무늬, 무지개 등의 요란한 장식이 없다면 밝은 색상 jacket도 좋다. 물론 정장세트가 아닌, jacket과 Skirt를 다르게 입어도 된다. 그리고 한여름이라면 jacket없이 단정한 One piece 정도도 추천할 만하다.

다만, 살이 조금 있다면 밝은 색상 의상보다는 몸매를 보완해주는 어두운 색상 의상이 더 좋을 수 있다. 그리고 Skirt의 길이는 무릎 중간정도가 좋다. 면접에서는 앉는 경우가 많은데 무릎선이라도 앉게 되면 기장이 올라가기 때문에 서로 민망한 경우가 생긴다. 간혹 면접관들이 어디에 시선을 둘지 모르기 때문이다.

악세사리나 장신구은 없는 것이 좋다. 어짜피 간호사로 병원에 근무하면서 이것저것 할 수가 없다. 지금의 간호사 면접은 당장 뽑아주면 이렇게 일 할 것이다는 것을 증명해 보이는 자리이다. 그러기에 평소 하고 다니던 팔찌나 반지, 발찌, 귀찌 등이 있다면 내려놓고 가자. 꼭 하고 싶다면 링이 아닌 부착형 귀걸이와 목걸이 정도만 하는 것이 좋다. 특히 남학생은 어떤 Accessory 라도 하지 않는 것이 좋다. 시계의 경우 메탈보다는 가죽벨트로 된 Simple한 시계만이 착용가능하다.

남학생, 여학생 공히 헤어스타일 첫 번째 주의할 점은 이마를 덮지 말라는 것이다. 이마는 예로부터 행운을 가져다주는 길목이라 믿었다. 특히 면접을 보는 간호부서장, 행정실장, 의료원장님은 우리보다 평균 30년정도 나이 차이가 나는 분들이다. 간호사로써 신뢰감을 줄 수 있는 헤어스타일을 원한다. 남학생은 무조건 아나운서 헤어스타일로 하면 좋겠다. 이마를 시원하게 드러내고, 짧게 컷트를 한 상태에서 무스나 젤을 이용해서 살짝 올리자. 여학생은 간호 실습 때 사용했던 망을 이용해서 헤어를 고정하자. 머리카락이 짧다면 넘겨서 핀으로 고정해도 좋다. 분당보바스기념병원 곽혜련 간호부장님은 "이마를 모두 들어 올렸을 때 너무 강해보이는 인상을 가진 지원자라면 깔끔하게 정리된 앞머리로 살짝 이마로 가리는 정도"

는 가능하다고 하신다.

의상 색상만큼 중요한 것이 얼굴형이나 얼굴 색, 체형에 어울리는 의상 스타일이다. 우선 얼굴이 동그란 형은 베이지, 파스텔 색상과 같은 확장색은 금물이다. 자칫 더 얼굴이 커 보일 수 있다. 살이 있다면 단정한 세로 스트라이프 계열의상으로 조금 더 날씬해 보일 수 있다. 턱이 각지고 눈매가 찢어진 얼굴형은 스트레이트 헤어와 각진 칼라의 셔츠가 잘 어울린다. 코와 눈 모두 둥글둥글한 곡선형 얼굴은 웨이브헤어와 둥근 칼러의 브라우스가 잘 어울린다. 얼굴색이 밝다면 블라우스나 셔츠를 좀 더 짙은 계열 색상으로 매치할 수 있다. 인상이 흐릿해지는 것을 방지할 수 있기 때문이다. 반대로 얼굴색이 까무잡잡하다면 밝은 톤의 Blouse, Shirt를 준비하도록 하자.

구두 색상은 남학생은 무조건 Black shoes나 의상색상과 같으면 좋다. 목이 올라가는 Boots 는 삼가하며, 요즘 유행하는 갈색의 구두는 너무 눈에 띄게 보이니 삼가해야 한다. 여학생의 경우 굽이 있는 구두를 신게 된다. 절대 Flat shoes를 신지 마라. 굽이 있는 구두를 신어야 한다. 발등이 꽉 막힌 Worker Style 보다는 보통의 단정하고 여유 있는 구두가 좋다. 키가 아무리 작더라도 간호사 면접에서 허용되는 굽의 높이는 최대 7.5 cm 정도이다. Heel이 너무 높은 구두는 중심을 앞으로 쏠리게 함으로 보기에도 불안하다. 물론 키가 크다면 높은 구두보다는 2-3cm 정도가 좋겠다.

간호사 면접의 Good Image의 가장 중요한 기준이 표정이다. 우선 간호사 면접에서는 '이 병원에서 꼭 일해 보고 싶다는' 절실함과 '시켜만 주면 누구보다 열심히 일할 수 있다는' 자심감이 내어 나오는 표정을 갖고 있어야 한다. 절대 긴장한 얼굴을 보이지 마라. 표정은 얼굴 안면신경 근육의 움직임으로만 가능하다. 이 표정이 인상을 만들고, 인상이 그 사람의 인생을 바꾼다는 말을 많이 들어 보았을 것이다. 표정은 지금 당장의 내 얼굴이요. 인상은 면접 후 면접관이 평가하는 그 사람의 이미지, 바로 내 얼굴을 떠올리며, '표정이 어떻드라'는 것을 말한다.

웃는 것이 아주 중요하다. 그런데 그냥 입 꼬리만 억지로 올린다면 '억지로 웃는 웃음'이 될 수 있다. 프랑스 사회심리학자 기욤 뒤센(Guillaume Duchenne)이 밝힌 표정의 비밀에서는 마음에는 없으나 억지로 웃는 '가짜 웃음'으로 입 꼬리만 올리는 웃음을 말했고, '진짜 우러나옴으로 행복한 감정을 갖고 있는 웃음'이란 입 꼬리와 함께 눈 꼬리 주름까지 함께 웃을 수 있는 웃음이라 했다. 이것이 진짜 웃음이라는 것이다. 이 웃음을 웃기 위해선 그냥 '김치', '위스키'

라고 하지 말고, 오늘부터는 이렇게 따라해 보자. 내가 일 하고 싶은 병원에서 유니폼을 입고 열심히 일하는 나의 모습을 상상하면서 '난 할 수 있어, 오케이' 라고.

또한 "난 점점 더 좋아지고 있어, 파이팅"이라고 매일 스스로에게 인식시켜라. 중요한 것은 어떤 생각과 마음자세로 면접에 임하고 있는지를 면접관이 파악 할 수 있는 가장 큰 조건이 바로 이 표정이다. 그렇기에 참 중요하다.

8 나에게 질문이 많다면 성공이다.

일반직종에 비해 간호사 면접에서는 황당한 질문을 하지는 않는다. 기껏해야 "당신을 색상으로 비교한다면 어떤 색인가요?" 정도이다. 일반 직종의 경우 "이 면접장을 모두 탁구공으로 채운다면 몇 개가 필요할까요?" 혹은 "지금 미국의 주유소의 숫자는 몇 개입니까?" 라든지 "당신의 가족이 갑자기 이민을 떠난다고 한다면 당신은 어떻게 하겠습니까?"와 같은 정확한 답이 아닌 개인의 개성과 신념, 혹은 재치와 순발력을 테스트하기 위한 질문들을 많이 던지고 있다.

이는 간호사라는 전문인으로서 그 영역에 관한 지식을 우선하기 때문이다. 그리고 인간의 생명을 다루는 의료 전문인으로써의 가치관이나 윤리의식 등을 중요시 여기기 때문이다. 그러나 최근 이루어지는 대학병원 간호사 면접의 질문들이 위기대처 능력을 시험하기 위한 질문들을 많이 시도하고 있고, 압박감이 심한 면접장에서 답하기 난처한 질문들도 많이 하고 있다. 이는 삼성서울병원이나 서울아산병원과 같은 기업병원일수록 더 어렵다.

하지만 중요한 것은 의료인이라면 갖아야 하는 위기대처능력이다. 간호사라는 직종은 현장에서 응급상황, 위기상황이 많다. 그렇기에 어떤 상황에서도 긴장하지 않고 지혜롭게 잘 대처할 수 있는 자신감을 보여주어야 한다. 질문이 어렵다고 얼굴색이 변하고 표정이 어두워진다면 면접관이 뽑아주겠는가? 그래서 간호사 면접에서는 처음부터 끝까지 웃는 얼굴, 여유 있는 표정, 자신감 넘치는 시선처리를 해주어야 한다. 간호사는 최고의 전문직이다.

[세브란스병원] 노조활동에 관해 어떻게 생각하나?
[세브란스병원] 오늘의 환율이 어떻게 되 나요?
[세브란스병원] 오늘 휘발유 가격이 얼마 인가요?
[세브란스병원] 일본사람이 우리 병원에 왔다면 어떻게 도와주겠습니까?
[삼성서울병원] 당신이 인사과 직원이라면 어떤 간호사를 채용하겠습니까?

[삼성서울병원] 살면서 누구와 싸워 본 일은 있었나요?
[서울아산병원] 최근에 울어 본 적이 있나요?
[서울아산병원] 같은 반 친구 중 사이가 안 좋은 친구가 있나요?
[서울대병원] 면접 보는 오늘 아침에 뭐 하셨나요?
[고려대의료원] 간호학과 전공이 아니었다면 어떤 전공을 했을까?
[고려대의료원] MERS에 대해 아는 정보를 말해 보세요.
[순천향대병원] 은행 이자 계산법을 설명해보세요.
[건양대병원] 면접관에게 질문 있습니까?
[건양대병원] 우리 학교 총장님 이름이 어떻게 되죠?
[계명대 동산병원] 우리 병원 설립자와 병원장 이름은?

그리고 시대를 어우르는 화두어 등도 민감하게 질문이 나올 수 있다.
2014년의 최고의 화제는 '세월호'였다. 그래서 간호사 면접에서는 유난히 병원의 안전사고의 유형과 안전사고 예방을 위한 방법 등을 묻는 질문들이 많았다. 2015년에는 MERS, 세계간호사대회, 간호인력개편안 등을 묻는 경우도 있었다. 스마트 폰이나 SNS 활용 등 젊은 사람들의 관심사를 물어 볼 수도 있다. 얼마나 활용하는 지와 문제점, 장단점 등으로 질문이 올 수 있는 것이다. 그리고 간호사와 간호조무사의 역할, 노조활동 문제 등도 빈번한 질문 소재이다.

특히 힘든 답변이 노조활동에 관한 면접질문이다. 답은 쉽다.
우선 병원 면접의 면접관 상황을 이해해 보자. 면접에서 노조활동에 대해 어떻게 생각하냐고 묻는 다는 것은 실제 병원에 강성노조가 있어 병원운영에 어려움이 많은 경우가 거의 일 것이다. 원자력병원과 같은 경우 노조의 힘이 막강하여 간호사 면접 시 면접관 중 한 분이 노조위원장이 동석하게 된다. 그렇다면 노조관련 질문을 하지 않는다고 이해가 된다. 또한 대학병원이라도 노조가 있으나 약성 노조의 경우 이제 신규간호사를 뽑는 입장에서 굳이 노조에 대한 개인의 생각을 물어볼 필요성을 느끼지 못한다.
그렇다면 어떤 입장으로 답을 해야 하는 지 알 것이다. 핵심은 이것이 아닐까? "간호사가 되면 어떠한 경우라도 환자의 건강과 이익을 지키겠습니다. 현명하게 대처하겠습니다."

무엇보다 병원에 입사하기 위해 평가를 받는 입장이니만큼 강한 내 주장을 펼치는 것은 금물이다. 면접관이 공감하지 못할 수도 있기 때문이며, 실제 많은 병원들은 강성 노조활동으로 병원운영에 많은 어려움을 겪고 있음을 알자. 또 노조 활동을 하는 선배 한 명으로 인해 어느 학교출신은 A 병원에서 뽑아 주지 않는 안타까운 현실도 많다. 이것은 중요한 정보다. 혹시 내가 다니고 있는 학교 이름으로 병원지원을 할 때 그런 경우는 없는지도 확인하고 전략을 짜야 한다.

아무튼 면접관의 질문에 정확하게 이해하고 소신껏 답변 할 수 있도록 준비하는 것이 좋다. 머리로 이해하는 것과 스피치를 통해 말로 표현하는 것은 아주 다르다. 꼭 스피치를 실전같이 하면서 연습하기 바란다. 또 나에게 유독 질문이 많다면 성공적인 면접을 치루고 있다고 이해해야 한다. 다른 지원자보다 나에게 관심이 있고, 채용할 의향이 있기에 자꾸 질문하는 것이다. 위에서도 언급했지만 다른 지원자에 비해 나에게만 질문이 이어진다고 표정이 바뀌면 절대 안된다. 사람의 얼굴은 그 사람의 속마음이 밖으로 드러나는 것이라고 했다. 얼굴 표정이 바뀐다는 것은 '왜 나한테만 자꾸 질문을 하지, 힘들게' 라는 속마음을 그대로 드러내는 것이기 때문이다.

이렇게 생각하자. 이 병원은 나를 꼭 뽑아줄 것이다. 그렇기에 나를 알아보기 위한 질문을 하는 것이고, 내가 이 병원에 입사하기 위한 하나의 절차이다. 즐겁게 하자라고.

그리고 면접관이 길게 말을 하거나 질문 할 때 가볍게 턱을 당겨 머리를 끄덕이는 것도 좋은 경청 자세를 갖자. 이 경우 아주 천천히 끄덕여야 한다. 그렇지 않으면 너무 의도적으로 퍼포먼스를 하는 느낌을 받을 것이다. 여러 사람과 함께 면접을 볼 때 다른 응시자가 발언하는 상황에는 옆 지원자를 지켜보는 것보다 전방의 면접관을 바라보는 것이 기본자세다. 너무 옆 지원자를 돌려 보거나, 보면서 취임

새까지 내면서 크게 호응해 주는 것은 적절치 못하다. 역시 훈련된 듣기 반응일 뿐이라고 오해 할 수 있기 때문이다.

9. 30년 차이라 쓰고, 자부심이라 읽는다.

간호사 면접에서 만나는 면접관은 간호팀장 혹은 과장직급 이상이다. 이 면접관들의 나이는 40대 후반에서 60대까지라고 이해하면 된다. 평균 50대중반. 반면에 신입 간호사 면접에 참여하는 지원자들의 나이는 20대 초중반이다. 따지면 30년 차이가 난다. 이 차이를 이해해야 하는 것이 간호면접의 관건이다. 기준은 면접관이다. 지원자의 입장에서는 어찌되었든 좋은 평가를 받아서 꼭 입사해야 하기에 모든 기준은 면접관의 성향과 세대차를 이해해야 한다. 예를 들어 'Skirt 길이가 이 정도면 되지' 라든지 'Hair style이 요즘 유행하는 건데 뭐'라고 스스로 판단하는 것은 금물이다.

그 30년 세대 차이를 이해하기 위해 몇 가지 중요한 키워드가 있다.

우선 자부심이다. 간호사 면접의 면접관으로 나오는 간호사 대선배님들은 간호사 자격증을 갖고 상위 1%이상의 성공적인 직장생활을 해 오신 분들이다. 그런 분들을 상대하기 위해서는 기본적으로 간호사란 매우 위대한 JOB이며, 생명을 다루는 최고의 전문직이다. 또한 사명감과 자존감이 강한 역무이다. 이것을 마음속 깊이 간직하고 다짐해야 한다.

이 이야기를 하는 이유가 있다. 보통의 간호사 커뮤니티에 현직 간호사들이 말하는 '간호사란 무엇이다' 라는 간단한 질문에 간혹 '간호사는 3D 노동자다' '간호사의 의사 보조역할이다' 등의 부정적 답변을 하는 경우가 있다. 이런 것들을 보고 간혹 간호사라는 직업을 갖기도 전에 걱정을 하고, 후회를 할 수 있기 때문이다. 그런 것들은 봐도 그냥 넘겨라. 내가 상대해야 할 병원취업 면접관들은 위에서 말한 대로 간호사로써 최고의 자리에 올라가신 분들이다. 그 분들과 공감할 수 있는 간호사로써의 의식이 필요하다. 생각해보면 모든 의사가 모두 만족스럽게 병원생활을 하는 것도 아니오. 검사나 변호사, 아나운서나 기자가 되었다고 자기 직업 선택에 100% 만족하는 것은 아닐 것이다.

누구는 간호사를 취업 잘 되는 직업일 뿐이라고 하고, 또 누구는 열심히 하면 고소득이 보장되는 전문직이라 하지만, 저자는 독자들에게 간호사는 자부심이라 말 하고 싶다. 사명감이나 책임감도 중요하지만 그 밑바탕에 자부심이 있기에 그 어려움을 이겨낼 가치가 있는 것이다. 그리고 그런 간호사의 꿈을 가진 학생들을 만나는 것이 참 행복하다.

가끔 자기소개 스피치나 지원동기, 포장 스토리에서 엉뚱한 닉네임으로 자기를 알리는 친구들이 있다. "안녕하십니까? 목욕탕과 닮은 예비간호사, 김연화입니다." 간호면접훈련 중 이렇게 자기소개를 시작하는 친구가 있었다. 그 뒤가 궁금했다. 왜 닉네임을 하필 목욕탕이라 했는지. 들어보면.
"목욕탕에 가면 뜨거운 온탕과 차가운 냉탕이 있습니다. 저는 일에 대한 열정, 그리고 환자에 대한 사랑만큼은 언제나 뜨거운 온탕처럼, 그리고 일 처리 할 때와 정확한 판단이 필요할 때는 객관적으로 차갑게 냉탕과 같이 일을 하겠습니다. 저는 이런 양면성을 가진 Professional한 간호사가 되겠습니다."고 Speech를 한다.

물론 그 내용은 이해 할 수 있다. 하지만 목욕탕이라 표현했던 그 비교가 귀에 거슬렸다. 서울시 병원간호사회 회장을 역임하신 엄옥주 전 한림대 강동성심병원 간호부장님은 왜 하필 간호사를 목욕탕이라 했는지, 간호사의 숭고한 직업과는 어울리지 않으며, 긍정적인 느낌을 주는 Nickname 을 활용하는 것이 좋겠다고 피드백을 해주셨다. 비단 이 뿐만 아니라. 지금까지 간호면접훈련을 진행하면서 비슷한 느낌의 비교들이 많았다.

"안녕하십니까? 쇠는 때릴수록 단단해 집니다. 저는 어려서부터 저를 강하게 만들었던 어려운 환경들이 많았습니다. 그 과정들을 모두 이기고 간호학 4년을 모두 마쳤기에 누구보다 강한 정신력을 갖고 있습니다."
"훨훨 타오르는 열정을 가진 간호사가 되겠습니다."
"저는 잡초와 같은 근성, 바퀴벌레와 같은 생존력을 가진 지원자입니다."
"저는 개미를 닮은 예비간호사입니다." 처럼 듣기 부담스러운 강한 표현들은 하지말자. 경우에 따라 면접관에게 반감을 살 수 있기 때문이다. 그 것보다는 간호사라는 존귀하고 소중한 직업에 어울리는 아름답고, 긍정적인 비유를 하도록 하자. 그 것이 간호사의 자부심이다.
간호사는 아주 귀중한 직업이기 때문이다.

이런 자부심은 비단 간호사라는 직업에만 국한된 것은 아니다. 학교

소개나 자랑을 해 보라고 한다면 누가들에도 애교심이 느껴지도록 답변해야 할 것이며, 부모님 자랑을 해보라고 하면 애정이 느껴지도록 답변해야 이 지원자는 늘 자부심으로 가득 차 있는 매력적인 예비간호사로 보일 것이다. 이런 사람이 병원에 와서도 늘 자부심있게 일을 하기 마련이다.

간호학과는 공부하는 학과다. 간호학은 미래에 사람의 생명을 다루는 직업인을 교육하는 학과이다. 그러다 보니 배울 과목도 많고 알아야 할 주변 지식들도 참 많다. 그래서 1학년 때부터 엄청난 수업 일정과 많은 시험들이 있다. 또한 학교마다 다르지만 2, 3학년이 되면 실제 병원에서 직접 환자들을 대하는 실습활동을 하게 되고, 임상 경험을 차곡차곡 쌓게 된다. 그리고 국가에서 인정하는 정식 간호사가 되기 위해 한국보건의료인 국가시험원에서 실시하는 국가고시를 열심히 준비하는 등 최고의 노력을 한다.

그러나, 대한민국 통계청이 분류한 1206개의 세부직업 중 자기직업 만족도가 100위안에도 들지 못했다. 가장 만족도가 가장 높은 초등학교 교장부터 100위 청각 능력 치료사 까지 소개가 되었는데, 간호사가 없다. 분명 어느 직업보다 치열하게 경쟁해 왔고, 누구보다 열심히 노력하며 살아왔는데 실제 간호사 면허를 갖고 활동하는 일상의 간호사들의 직업만족도는 낮은 것이다.

한국고용정보원이 2010년부터 2012년까지 2년간 2만6181명의 현직 재직자를 대상으로 759개 직업 만족도를 조사한 결과 이같이 나타난 것인데, 반대로 대한민국 고교생들에게 가장 선호하는 직업으로 간호사가 다섯 손가락 안에 들어간다고 한다. 이는 간호사가 앞으로도 아주 신뢰받는 직업임엔 확실하며, 지금보다 점점 더 전망이 있다는 말이다. 그리고 더 좋은 환경에서 일 할 수 있게 될 직업임이 확실하다.

간호사는 의사의 아래 단계, 의사의 보조자, 의사의 보호아래서 활동하는 조용한 직업이 아니다. 간호사는 의사와는 완전히 다른 직업이며 오늘날의 간호사들은 고학력에 숙련된 전문 기술자로 환자 상대 진단이나 건강관리 프로그램의 기획 및 치료 중재자의 중요한 역할을 하고 있다. 그렇기에 간호사는 의료진간 의사교환, 환자들과의 소통 등이 아주 중요하며, 이런 능력을 갖기 위해 병원은 부단히 노력을 하고 있다. 그래서 병원들은 구직자들의 자기 의사표현과 소통능력을 면접의 첫 번째 조건으로 본다. 그리고 이러한 점들을 보기 위해 얼마나 이 병원에 오고 싶은지, 얼마나 준비를 하고 왔는지, 얼마나 이 병원과 잘 어울릴지를 적극성과 진지함, 참신함 등으로 나누어서 점검하는 것이다.

간혹 간호면접에서 "다양한 아르바이트 경험이 있습니다." 라고 이야기 하는 친구들이 있다. 물론 그 내용을 들어보면 "저는 원래 수줍고 내성적인 성격이었습니다. 그런데 학교생활을 하고, 특히 실습을 하면서 좋은 간호사가 되기 위해서는 성격을 바꿔야겠다는 생각이 들었습니다. 그리고 많은 노력을 했습니다. 다양한 아르바이트 경험을 쌓았고, 이것이 타인을 이해하고 소통하는데 크게 도움이 되었다"고 말할 수 있다.

하지만 면접관이 이해하는 간호학도는 무엇보다 공부를 열심히 해야 하는 학생이다. 물론 다른 활동도 중요하지만 좋은 의료인이 되기 위해선 무엇보다 공부가 우선되어야 한다고 믿는 것이다.

봉사활동도 마찬가지 이다. "주말마다 봉사활동을 이것저것 많이 하였습니다."
간호사로써의 희생과 봉사정신이 강함을 자랑으로 하는 것이지만 경우에 따라 공부할 시간도 부족한 간호학생이 무슨 그렇게 많은 봉사활동을 했겠냐고 오해 받을 수 있다. 그 말한 내용에 대한 진실성과 의구심을 가질 수 있기 때문이다. 그래서 아르바이트나 봉사활동 경험스토리는 실제 면접에서 한두 가지에 국한해야 한다. 그 것도 간호사란 일에 직접적으로 관련이 있어야 한다. 관련 없는 백화점 여성매장에서 옷을 팔았거나, 마트 계산대에서 일을 했다거나 예식장의 도우미를 했다는 것 보다 병원이나 호스피스센터, 자원봉사센터 등에서 실제 병원, 간호업무와 조금이라도 관련 있는 경험을 쌓았다는 것이 더 좋다.

결국 병원은 지원자가 얼마나 우리 병원에서 '일 잘하고 인정받으며 일 할 수 있는 준비를 하고' 지원했는지를 보게 되는 것이다. 그 것을 만족시켜주는 것이 바로 눈치 있는 지원자이다.

10 면접 100점 받는 비결은 있다.

'이 병원이 나를 뽑아 준다면, 나는 누구보다 일을 잘 할 수 있는 인재이다.'

면접관에게 지원자로써 자신감과 당당함, 그리고 이 병원에 입사하기 위해 많은 준비를 했다는 것을 보여주기 위한 몇 가지 조건이 있다. 이 것들만 잘 연습해서 간다면 간호사 면접 100점 만점에 90점 이상은 따 논 당상이다.

우선 시선처리이다. 지원자의 시선이 어디에 머무는가를 면접관은 유심히 본다. 그 것은 자신감 뿐 아니라 기본적인 대인관계 능력이요, 신뢰감을 주는 요소이다. 면접관이 여러분이기에 지원자는 꼭 질문을 했던 면접관만 볼 필요 없다. 여러 면접관들과 골고루 시선을 맞춘다. 다만 잠시라도 시선이 하늘을 보거나, 특히 땅으로 떨어지면 안 된다. 그 것은 내가 지금 너무 긴장하고 있으며, 좋은 간호사가 되기 위한 준비가 안 되어 있다는 자신감 부족을 의미하기 때문이다.

또 중요한 것이 면접장에 들어설 때의 시선이다. 면접장에 들어서는 순간 면접관과 얼굴이 마주치게 되면 눈인사 혹은 짧은 순간 15도 정도의 인사를 하면서 입장한다. 그리고 면접장의 분위기와 면접관 인원, 배치 등을 파악하기 위해 면접관 방향으로 시선을 가까운 쪽에서 먼 방향으로 전체를 □는다. 아무리 궁금해도 한 번 돌린 고개를 다시 돌려 두리번거리지는 않는다. 잘못하면 산만하고 건방져 보일 수 있기 때문이다. 순서대로 놓여 진 자기가 앉아야 할 의자 앞에 서면 자연스럽게 면접관을 향해 방향을 돌린다. 그리고 면접관이 앉으라고 하기 전까지 잠시 기다려라.

두 번째는 목소리가 커야 한다. 책의 처음에 언급한 것과 같이 목소리의 크기와 낭랑함은 귀로 판단하는 이미지 청각요소 중 그 첫 번째 평가기준이다. 그 목소리의 힘이 소통 능력이기도 하다. 면접이 무척 긴장된다면 첫 마디를 조금 강하게 가자. "안녕하십니까? 한국대학교 지원번호 213번. 이민영입니다." 이 기본적인 인사말만 수도 없이 큰 소리로 연습하자. 자기소개에 "저는" 이나 "간호학과", "

졸업반"과 같이 굳이 안 써도 되는 단어들은 사용하지 않는다.
평소 누군가와 대화할 때의 어려움은 없지만 교실단상에서의 발표나 앞에 나서서의 스피치에 어려움이 있다면 더 필요한 훈련이다. 이 스피치 울렁증을 극복하기 위해선 우선 아무도 없는 교실 단상에 서라. 그리고 면접에서 쓸 자기소개를 큰 목소리로 말해보라. 누군가가 내 스피치를 듣고 있는 것이 긴장하게 만드는 문제인지, 아니면 목소리 자체의 힘이 없어 전달력이 떨어지는 문제인지를 알 수 있다. 아무도 없는 교실에서 당당하게 자기소개 스피치를 할 수 있다면 그룹을 만들어서 친한 친구들을 앉혀놓고 돌아가면서 연습해보자. 이런 일련의 과정들이 자신감 있는 커뮤니케이션을 구사하기 위한 단계이다.

세 번째는 자세와 태도, 걸음걸이이다. 간호사 면접에서 손의 모양은 두 손을 살짝 포개는 것이다. 여학생의 경우 면접장을 들어가고 나올 때의 걸음걸이에서도 손의 모양은 포개는 것이 가장 깔끔하며, 그 손의 위치는 배꼽에 놓도록 한다. 보통 오른손잡이가 많기에 손을 포갤 때는 오른손이 위로 가도록 하는 것이 면접관이 보기에 안정되어 보인다. 또한 어깨를 펴고 걸음걸이는 무릎에 힘을 주어서 또박또박 걸었으면 한다.
면접에 임하는 응시자의 자세도 자신감 있는 커뮤니케이션 능력을 보이는데 중요한 부분이다. 예의 있고 바른 자세 외에 정해진 법칙은 없지만 구체적으로 살펴보면, 선 자세에서는 남자는 어깨를 반듯이 펴고 팔을 내려 주먹을 가볍게 쥔 채 바지 재봉 선에 붙여야 한다. 다리는 차렷 자세로 발을 모으면 좋은데, 앉은 자세에서 다리를 모으는 것은 쉽지 않으니 어깨 넓이 정도로 벌려주는 것도 상관없다. 여자는 양손을 아랫배 부분에 가볍게 포개서 얹고, 발은 뒤꿈치를 모으면 된다. 앉은 자세는 엉덩이를 의자 깊숙이 당겨서 등받이 아랫부분에 살짝 닿게 앉는 것이 편안하고 바른 자세이며, 스피치 하기에도 가장 좋은 소리를 낼 수 있는 자세이다.

남자는 의자에 앉은 자세에서 손은 가볍게 주먹을 쥐어 팔 길이에 따라 무릎과 허벅지 사이에 놓는다. 여성은 앉은 자세에서 다리는 모으고, 양손은 무릎 위에 포개서 가볍게 올린다. 스커트를 입었다면 끝을 손으로 잡아주는 정도이다. 인사자세는 남자는 바르게 서서 양팔을 바지 옆 재봉 선에 붙인 채 허리를 30도 정도 굽혀서 인사를 하며, 바로 상체 들지 않고 0.5~1초간 있다가 허리를 편다. "안녕하십니까?"는 말하기를 먼저 한다는 것을 잊지 말아라. 소리를 내면서 허리를 숙이는 실수를 하지 않도록 한다.
여자는 바르게 서서 아랫배 부분에 두 손을 포갠 채 허리를 굽혀 인사하는 점이 남자와 다르다.

간호사 면접방식은 여러 유형이 있다.

우선 행정 간호사가 아무 지시 없이 번호대로 면접장으로 입장만 시키는 경우다. 이 경우는 앞에 언급한 것처럼 면접관이 앉으라고 할 때까지 잠시 서서 기다린다. 그리고 면접관이 앉으라고 하면 꼭 "감사합니다." 라고 큰 소리로 인사하고 앉도록 한다.

그리고 면접장에 입장 전 가장 먼저 들어가는 앞 번호 지원자에게 입장이 끝나면 "차렷" 예령과 "경례" 동령의 구령을 붙이도록 지시하는 경우다. 이 경우는 면접장 밖에서 대기하면서 연습을 한번 하도록 한다. 꼭 말을 먼저하고 허리를 숙여 인사하도록 한다. 상체의 인사 각도는 75° 정도이다. 고개만 숙이는 것이 아니라 허리 위 상체를 이용하게 일직선으로 인사하도록 연습하자. 역시 면접을 마치고 나올 때도 시작할 때와 같은 방법으로 단체 인사를 하고 퇴장해야 한다.

한 사람씩 간단한 자기소개를 하고 앉으라는 경우도 있다. "안녕하십니까? 지원번호 223번 임숙희입니다."라고 말하고 차례로 자리에 착석한다. 위에 언급한 여러 유형들은 병원마다의 면접 진행방법의 차이지만, 단체인사를 하지 않도록 하는 병원의 면접에 조별로 각자 단체인사를 하는 지원 조가 있다. 한 기업의 통계에 따르면 단체인사를 요구하지 않았지만 시행했던 조와 그렇지 않았던 조와의 합격률이 2배 차이가 났다고 한다. 그만큼 인간관계에 있어 첫 인사가 중요한 것이니 참고 할만하다. 다만 분당서울대학교병원처럼 단체인사를 하지 말라고 요구받는 경우도 있다.

정리하자면 짧은 20분~30분간의 면접을 통해 '난 자신감이 있는 준비된 지원자입니다' 라는 것을 확실하게 보여 줄 것은 얼마 없다. 위에 정리한 시선, 목소리의 힘, 태도와 자세, 그리고 웃는 얼굴, 마지막으로 면접관이 앉으라고 할 때 "감사합니다.", 마치고 퇴장하기 전
"수고하셨습니다." 혹은 "감사합니다."라고 꼭 소리 내어 인사하라.

기술적으로 모든 면접을 마치고 나갈 때까지 지원자는 3-4번의 인사를 하게 된다. 먼저 면접장을 입장하면서 면접관과 눈인사, 준비된 자리에 앉으면서 소리 내는 인사, 마치고 일어서서 역시 "수고하셨습니다." 혹은 "감사합니다." 소리 내는 인사, 그리고 퇴장하면서 제일 마지막에 면접장을 퇴장하는 지원자는 뒷모습을 보이지 말고 돌아서서 마지막 인사를 하고 문을 닫고 면접장에서 나오면 된다.

11 소신있게 답변 하라.

누군가의 말을 들으면서 '진짜 말이 예술이다'는 느낌을 받아 본적이 있을 것이다. 흔히들 달변가라 칭송하는 예술적인 말의 핵심은 수사학의 적극적인 활용이다. 본디 수사학(修辭學)은 청자들에게 감동을 주기 위해 문장, 사상, 감정을 효과적으로 표현할 수 있는 언어수단들을 선택하는 것이다. 서구에서 '수사(rhetoric)'는 본래 청중을 앞에 둔 사람의 웅변술을 뜻하는 것으로, 어떤 생각을 특별한 방식으로 전달하는 기술(art)을 의미했다.

이는 표현과 설득에 필요한 능란하고도 다양한 방식에 대한 숙달을 뜻하는 것인데, 가장 널리 사용되고 있는 것이 의미 전이에 따른 수사법이다. 흔히 비유법이라 일컫는 은유법, 직유법, 환유법, 제유법,

의인법, 반어법, 역설법, 상징법이나, 의성법, 의태법, 가음법, 약음법, 두운법, 모운법, 각운법 등이 있다. 또한 문장구조에 따른 수사법으로는 대조법, 전치법, 치환법, 열거법, 반복법, 점층법, 점강법, 연쇄법, 생략법 등이 있다.

그리고 말을 예술적으로 하기 위해 예화활용을 잘해야 한다. 이는 면접에서 자기 경험이나 사례 등을 잘 설명해야 하는 것으로 내가 주장하는 나의 장점의 근거가 되기 때문이다. 자신의 경험이나 Anecdote 등을 평소에 언어로 표현해 보는 것이 참 중요하다. 이것이 실제 나를 선택하게 만드는 중요한 증거가 되기 때문이다. 그래서 소신 있는 답변과 신빙성(信憑性) 있는 사례가 필요하다.

"최고의 간호는 무엇입니까?" 좋은 간호사가 되겠다면 이 기본 질문에 개인의 주관적인 소신 있는 답변을 할 수 있어야 한다. 그럼에도 많은 간호면접 지원자들은 "최고의 간호란 모든 개인, 가정, 지역사회를 대상으로 하여 건강의 회복, 질병예방, 건강유지와 증진을 직접 도와주는 활동입니다" 라고 말한다. 이는 면접관 입장에서 보면 지원자 개인의 의견을 물어 본 것인데도, 간호학도 누구나 알고 있는, 혹은 간호학 교재 어디에 나와 있거나 사전에서 정의하는 간호의 의미를 답 한 것이다. 참 자기소신이 부족한 지원자다. 면접에서 이루어지는 간호지식에 관한 질문 이외의 모든 질문은 지원자 개인의 생각과 성향대로 답해야 한다.

"제가 생각하는 최고의 간호는 환자를 형식적으로 대하고 매뉴얼대로 하는 것이 아닌, 봉사와 섬김의 마음으로 환자와 보호자의 마음을 알아봐줌 해 줄 수 있는 간호입니다." 정도의 답변이라면 화려하진 않지만, 좋은 간호사가 되기 위한 나의 다짐을 정확히 어필 할 수 있다.

"최근 화가 났던 일이 무엇이 있었나요?"
"이것은 제 자신에게 화가 났던 일입니다. 오래 만에 동창모임이 있던 날 술을 많이 마시게 되었습니다. 집으로 돌아오는 지하철 안에서 깜빡 잠이 들었는데 종점까지 가게 되었습니다. 하는 수 없이 지나가는 차를 얻어 타고 어렵게 집으로 돌아온 적이 있습니다."

여기까지가 일반적인 답변 일 수 있다. 하지만 어떤 사건이나 상황을 겪고 나면 거기에 대한 자기 성찰과 반성, 또 다른 노력이 있다면 병원이 꼭 뽑고 싶은 인재가 될 것이다.
그 예를 들면, "하지만 그 덕분에 모르는 누군가에게 부탁할 수 있는 방법을 알게 되었습니다. 이런 경험으로 병원에서 간호사 업무에 꼭 필요한 자신감 있는 커뮤니케이션을 할 수 있을 것입니다." 정도를 붙여서 마무리 한다면 말이다.

모든 병원의 신규 간호사 면접에서 공통적인 첫 질문은 자기소개이다.

너무 비슷한 자기소개 뿐 이라며 자기소개를 생략하고 면접으로 바로 들어가는 병원들도 생기고 있지만, 확률적으로 95%의 병원들은 모두 자기소개 스피치에 큰 비중을 둔다. 다만 그냥 자기소개를 원하는 경우도 있고, 시간을 정해서 1분 자기소개나 30초 자기소개를 요구하는 경우도 있다. 또는 세브란스병원처럼 자기소개가 아닌 그냥 1분 스피치나 지원동기를 요구 할 수도 있다. 이 경우 면접관이나 그 누가 시간을 정확히 재고 있지는 않으나 그만큼 짧고 명료하게 소개하라는 의미다. 특히 이런 병원 면접의 경우 자기소개 이 후에 진행되는 인터뷰의 답변 역시 깔끔하게 답해야 한다는 것을 잊지 말자.

면접 중 질문 답변은 바로 하지 말자. 내가 준비했던 예상문제가 나왔다고 질문이 끝나자마자 서둘러 답변하는 것은 너무 경솔해 보이거나 거만해 보일 수 있다. 면접관의 질문 후 지원자는 속으로 하나 둘을 세고 나서 답변을 하자. 신중함이 보일 것이다. 면접에 임하는 지원자는 이 병원이 '떨어지면 말고, 붙으면 고민하는 병원' 이 아니고 내 생애 가장 중요한 최고의 선택을 하고 지원한 병원인 것이다. 면접에 진지하게 그리고 아주 소중하게 임하고 있음을 보여주어야 한다. 이것이 꼭 이 병원에서 일해 보고 싶다는 절실함이다.

간호사 면접에서 확실하게 소신 있는 답변해야 하는 것 중 하나가 간호관이다. 간단하게 '내 가족처럼 환자를 간호하고, 오랜 친구와 지내듯 동료들과 잘 지내겠다' 고만 할 것이 아니라,
"가족을 대하는 마음으로 환자를 대하도록 하겠습니다. 또한 동료들과 항상 신뢰감을 갖고 이해하면서 지내겠습니다. 병원 생활이 힘들더라도 즐겁게 이겨나갈 수 있도록 하기 위함입니다." 라고 이야기 해보자. 지원자 개인의 간호관 이다. 간호학 서적 어디에 있는 문구를 활용하려 하지마라.

[삼성서울병원] 간호사는 자긍심이 필요하다. 간호사의 자긍심을 말해보시오.
[삼성서울병원] 간호사라면 갖추어야 할 덕목과 노력은 무엇인가?
[삼성서울병원] 간호사에게 중요하다 생각하는 자질과 자신의 약점은?

간호사는 무엇인가? 간호사라면 어떻게 해야 하는가? 이런 질문이

왔을 경우는 우선
"간호사는 어떤 직업입니다." 라고 먼저 말하고. 덧붙여서 왜 그렇게 생각하는 지를 말하면 된다.
다만 답변에서 "사람들에게 희망을 주는 직업이라 생각합니다"라는 표현 방식은 절대 금물이다. 생각한다는 표현은 확언이 아니기 때문이다. 간호사와 같은 전문직 면접에서는 확언을 써야 한다. 잘못 들으면 지금 인터뷰를 하는 당사자가 아닌, 옆 사람의 생각을 대신하여 답하는 것처럼 들리기 때문이다. "사람들에게 희망을 주는 직업입니다." 라고 표현하는 것이 올바르다.

[서울성모병원] 산모의 아이가 기형아인 것을 알고 낙태하고 싶어 한다면?
[서울성모병원] 산모와 아이가 둘 다 위험한 분만 일 때 누구를 택할 것 인가?
[서울성모병원] 성폭행으로 임신이 되어 낙태를 생각하는 사람에게 해줄 수 있는 말은?
[가천 길병원] 환자 사생활 및 개인정보 보호를 위해 간호사가 해야 하는 것은?
[전북대병원] 환자의 프라이버시는 어떻게 지켜줄 것인가?
[전북대병원] 본인실수로 투약사고가 났다. 환자는 문제가 없으나,

환자에게 설명을 할 것인가?

윤리에 관한 질문이다. 특히 가톨릭 계열의 성모병원에서 자주 질문하는 유형이다. 이런 유형의 질문에 답을 하기 위해서는 평소 병원에서 발생 할 수 있는 여러 가지의 문제점, 고민들을 상상해보자. 그리고 거기에 대한 나의 답을 찾아보자. 그 것이 면접관이 원하는 답변이 될 수도 있고, 그렇지 않을 수도 있다. 물론 교과서에 나왔던 질문유형이라면 모범 답안이라는 것이 일을 것이고, 그렇지 않다면 뚜렷한 본인 소신이 무척 중요하다. 그리고 그런 생각을 왜 갖고 있는지를 면접관이 이해할 수 있도록 답변 준비를 해야 한다.

다만 어떤 답이 되었든 선택을 받아야 되는 지원자의 입장보다는 면접관이 듣고 싶은 답을 하는 것이 좋은 점수를 받는 비결일 것이다. 그 것은 자기소개서를 내가 쓰고 싶은 데로 쓰는 것보단 읽는 사람이 '우리 병원 신입이라면~' 썼으면 하는 내용대로, 인사담당자가 읽고 싶어 하는 내용으로 쓰는 것이 당연히 더 좋은 점수를 받는 것과 같은 이치일 것 이다.

[분당 서울대병원] 간호사가 왜 3D 인가?
[분당 서울대병원] 간호사가 내 적성에 맞는 이유?
[삼성서울병원] 최고의 간호와 고객만족간의 관계는?

[삼성서울병원] 원하는 간호사의 모습, 병원의 비전은 무엇인가?
[삼성서울병원] 차별화 된 간호를 하려면 어떻게 하나?
[일산 백병원] 설명간호사에 대한 자신의 의견을 말하시오.

병원에서 간호사가 하고 있는 영역은 무척 다양하다. 아주 여러 업무 파트에서 간호사들이 맹활약하고 있다. 어떤 어떤 일을 하는 간호사가 있는지, 그리고 간호사와 병원은 무슨 관계이고 각각의 역할이 어떻게 시너지 효과가 나올 지에 대한 고민을 해 보자. 물론 내가 일 하고 싶은 업무나 부서가 있는 것과 그 것을 지원서나 면접에서 어필하는 것은 최상의 선택이다.

12 지원동기가 분명해야 한다.

분명 각 병원마다 인재상이라는 것이 있다.
그 것이 없다면 병원의 비전이나 미션, 운영방침 등을 찾아보자. 그 것을 글이나 말로써 Appeal 하는 것도 좋은 전략이다. 예를 들어 삼성서울병원은 '국내 최고의 병원에서 세계인이 인정하고 제일 먼저 찾는 병원'이 되는 것을 목표이고, '세계적으로 우수한 병원과 어깨를 나란히 하는 글로벌 의료를 선도'하는 비전을 갖고 있다. 그런데 이 병원의 면접에서 단순히 "국내 최고의 병원중 하나인 서울삼성병원에 지원한 김수영 입니다." 라고 한다면, 지원하는 병원에 대한 관심도가 낮고, 사전조사가 부족했다는 평가를 받을 것이다.

우선 지원하는 병원에 대한 철저한 파악이 필요하다. 그런데 예를 들어 "한국능률협회에서 선정한 대한민국 국민들이 가장 존경하는 병원으로 7년 연속 수상한~"처럼 홈페이지 Main에 나와 있는 그대로를 적는다면 역시 다른 지원자들과 차별화가 안 될 것이다. 그래서 저자가 생각하는 필승 item은 보도자료를 검색해서 나와 연관 지어 설명할 수 있는 각 병원의 장점을 찾아보자는 것이다. 물론 Naver 나 Daum, Google 등을 통해 지원하는 병원의 정보를 얻을 수 있다. 하지만 그 자료는 양적인 면과 질적인 면에서 쉽게 한계에 부딪치게 된다. 그래서 추천하고 싶은 신문과 Site가 있다. 청년의사, 후생신보, 코메디닷컴(kormedi.com), 데일리메디(dailymedi.com) 등 이다.

이들은 공통적으로 병원의료정보와 뉴스를 제공하고 있는 언론들이다. 직접 찾아보면 아주 재미있고 유익한 정보들이 많아 병원취업을 앞두고 있는 간호학생들에게 아주 Hot한 많은 정보들을 제공할 것이다.

예를 들어, 2017년 신규 간호사로 아주대학교병원에 관심이 있는 지원자라면 기사검색에서 '아주대병원'을 Click해 보자. 최근 6개월간의 주요 뉴스다.

아주대병원 한중경제협력 공로상
/ 2016.04.27

아주대병원, 급성중독환자 해독제 관리·거점병원 선정

/ 2016.04.21

홍창형 아주대병원 교수, 중앙자살예방센터장 취임

/ 2016.04.07

아주대병원 연구중심병원 재지정

/ 2016.04.04

허혈성 심장질환 잘 치료하는 아주대병원

/ 2016.04.01

유방암 치료 잘하는 아주대병원

/ 2016.03.21

암환자와 가족, 지역주민을 위한 "아주대병원 4월 암 교육강좌"

/ 2016.03.21

아주대병원-중국 푸단대 화산병원 상호 업무협약 체결

/ 2016.03.14

아주대병원 응급의료센터 최상위 등급 획득

/ 2016.03.09

아주대병원,암 환자와 가족, 지역민 위한 암 교육 강좌

/ 2016.02.26

아주대병원, 3월 4일 아주난청재활교실 개최

/ 2016.02.15

아주대병원, 특수건강진단기관 종합평가 최우수 'S등급'
/ 2016.01.11

아주대병원, 복강경 위암수술 잘하는 병원
/ 2016.01.08

아주대병원 뇌졸중 전문치료실 재인증 획득
/ 2015.12.10

아주대병원 '식품알레르기 예방관리' 공개강좌
/ 2015.11.26

아주대병원 '아주국제외상학술대회' 개최
/ 2015.11.23

아주대병원 23일 퇴행성 관절염 열린강좌
/ 2015.11.09

아주대병원 28일 '루푸스 모임' 개최
2015.11.05

아주대병원 말기 암환자를 위한 완화의료병동 개소
/ 2015.10.23

이렇듯 많은 기사들이 검색되고 관심있는 제목으로 들어가서 내용을 확인할 수 있다. 그리고 그 내용을 지원동기에 언급할 수 있는 것이다. 어떻게 보면 지금까지는 내가 지원할 수 있는 많은 병원 중에 아주대병원을 선택한 병원의 장점을 어필하는 것이다.

다음에는 병원에서 나를 선택해야 하는 이유를 지원동기에 써야 한다. 위 여러 기사 중 가장 관심이 가는 기사를 찾아본다. 이는 내가 일 하고 싶은 파트나 나의 성향, 간호사로써의 비전이나 꿈 등에 관련지을 수 있다면 금상첨화(錦上添花) 일 것이다.

아주대병원 경기지역암센터에서는 3월 한 달간 암 환자와 가족, 지역주민을 위한 암 교육 강좌를 개최한다.
이번 강좌는 △암 예방을 위한 건강한 생활습관(3월8일 11시, 방사선종양학과 전미선 교수) △유방암 예방과 최신 치료(3월9일 14시, 유방외과 김지영 교수) △암예방과 조기검진의 중요성(3월21일 16시, 건강증진센터 권영훈 교수) △암환자를 위한 건강한 운동법(3월30일 14시, 스포츠의학센터 허성협 운동치료사) 강의를 통해 암 환자에게 도움이 되는 최신 의학정보를 제공한다.
암에 관심 있는 일반인은 누구나 3월 내내 진행하는 행사에 무료로 참여할 수 있다. 다만 강의가 사전예약제라 미리 전화 신청을 해야 한다.

아주대병원 경기지역 암센터는 보건복지부가 경기도의 암 관리 체계 구축을 위하여 2011년에 지정한 지역암센터로, 암환자의 치료를 넘어 '삶의 질 향상'과 '치유와 회복'이 센터가 추구하는 목표다. 암 교육 강좌는 경기지역암센터가 지난해 시작한 연중 프로그램이다.

[윤병기 기자, 후생신보 2016.02.26]

나는 최고의 종양전문 간호사가 되겠다는 목표를 가지고 있다. 암세포와 암의 전이나 방사선 치료, 발암유전자 등을 공부하고 연구하고 싶다. 그래서 경기지역 암센터를 운영하며 암환자의 치료를 넘어 '삶의 질 향상'과 '치유와 회복'이라는 목표를 가진 아주대학교 병원에 지원했으며, 암 환자들에게 건강과 희망을 전해줄 수 있는 간호사가 될 것이라고 각오로 마무리를 한다면 병원의 입장에서 뚜렷한 목표의식을 가진 지원자를 마다할 이유가 없을 것 이다.

그리고 병원 정보를 알아보는데 빼 놓을 수 없는 것이 이미 근무 중인 선배다. 그런 면에서 보면 많은 선배들이 이미 임상에 진출해 있는 전통 있는 학교가 유리할 수 있다. 하지만 신설 된 학교의 분위기는 또 열정적이다. 교수님들이 새로운 비전과 전통을 만들기 위해 학생 한명 한명을 적극적으로 관리 지도 해 주신다. 이것은 간호학과 신설학교의 큰 장점이다. 지원자 개인이 모든 방면에서 뛰어날 수 없듯이, 내가 나온 학교를 어필하는 것도 장점만을 잘 이야기 해야 한다. 특히 신설학교의 경우 간호사 면접에서 학교 소개나 학교 자랑을 해보라고 요구받는 경우도 많다. 장점을 잘 찾아 준비해야 할 것이다.

그리고 내가 작성한 지원동기 외에 지원하는 병원에 관련된 예상 질문의 답변 연습을 해라. 우선 병원이 추구하는 모든 것들을 단어 하나 놓치지 말고 조사하라. 그리고 외워야 한다. 그래서 관련 질문이 나올 때 답변으로 꺼내 놓는 다면 해당 병원 면접 준비를 잘 한 지원자로 후한 점수를 얻을 수 있다. 그리고 이 경우를 가장 잘 설명하는 단어가 있다. 안성맞춤(安城-)
본래 안성맞춤이란 '요구하거나 생각한 대로 잘된 물건'을 비유적으로 이르는 말이다. 예를 들어 '그 양복이 너한테는 딱 안성맞춤이구나' 라고 하듯이 '이 병원이 다른 지원자들보다는 나에게 딱 어울리는 병원이다'는 것을 어필하라는 것이다. 병원의 장점과 나의 간호사로써의 꿈과 비전, 장점과 스타일, 성향 등을 연관 지어야 한자.

[삼성서울병원] 웃음치료 자격증으로 환자들에게 적용해 본 적 있나?

[삼성서울병원] 삼성서울병원과 서울아산병원을 비교 한다면?
[부천 순천향대병원] 순천향 부천병원하면 떠오르는 이미지는?
[일산 백병원] 일산백병원만의 경쟁력은 무엇이라 생각하나?

병원생활의 갈등이나 간호사라는 직업이 실전에서 힘들 게 느껴질 때의 대처방법 등을 묻는 질문도 많다. 흔히들 역할 갈등이 있다고 하는데, 이것은 질문하는 면접관들도 모두 경험했던 사항들이다. 자신 있고 패기 있게 대답해야 한다. 예를 들어 "함께 일하는 선배 간호사가 당신을 힘들게 한다면 어떻게 대처하겠습니까?"

전에 어느 학교 학생 위 질문에 "함께 술자리를 만들어 보겠습니다." 라고 답변을 해서 모두 박장대소 한 적이 있다. 역시 정답이 없는 질문이다. 어떤 지원자는 "제가 무엇이 부족한 것인가를 돌아보고 고치도록 하겠습니다." 라고 하는데, 사실 이 질문은 "당신이 자꾸 실수를 하기에 함께 일하는 선배 간호사가 당신을 괴롭힌 다면 어떻게 하겠습니까?"란 질문은 아니다. 질문의 요지는 '그냥 힘들게 한다면?' 이라는 가정이다. 이렇게 자존감이 부족한 모습을 보이면 절대 안될 것 이다.

또 어떤 친구는 "저는 성격이 좋아 절대 선배와 관계가 틀어질 일은 없습니다."고 말한다. 이미 일어난 일을 가정하여 질문을 한 것인데 잡은 그런 일은 없을 것이라 자신하는 것이다. 역시 동문서답이다. 이렇게 어려운 질문은 사실 병원에 일 하기위한 각오나 자세를 묻는 것이다.

"함께 일하는 또 다른 선배님과 솔직하게 털어놓고 해결책을 모색하겠습니다." 라고 할 수도 있고, "어떤 점이 선배의 마음에 안 드는지를 알아보기 위해 노력하겠습니다. 그리고 더 이상 악화되지 않도록 노력하겠습니다." 라고 답 할 수도 있다. 문제는 간호사 생활을 하면서 일어 날 수 있는 그 어떤 경우라도 나만의 대처방법 매뉴얼을 갖고 입사를 해야 한다는 것이다.
기타 병원생활에 관한 질문은 아래와 같이 있었다.

[서울대병원] 컴플레인 환자를 대처하는 방법은 무엇인가?
[삼성서울병원] 간호사 생활이 힘들어 그만두고 싶다면, 그 일이 무엇이 될 것 같은가?
[순천향대병원] 간호사 이직률이 높은 이유와 이직률 감소 방안은?

"병원 내 희망하는 부서는 어디인가?" 참 많이 나오는 간호사 면접 질문이다.
"저는 응급실을 지원합니다. 그러나, 제가 지원한 부서로 배정받지 않더라도 귀 원에서 일하게 된 것만으로도 큰 기쁨 일 것입니다. 최선을 다해 일을 배우고 일하다보면 새로운 곳에 잘 적응할 수 있을 것이며, 경력이 쌓인다면 어느 부서에서든 맡겨진 일에 프로가 될 수 있는 자신이 있습니다."
라고 답변해도 좋고, 어떤 부서에서 어떤 모습으로 일 하고 싶다는 구체적인 목표를 그대로 답변하는 것도 좋다. 오히려 목표를 갖고 있는 지원자에게 점수를 더 줄 것이다. "그냥 뽑아만 주신다면 어떤 부서든지 시키는 대로 하겠습니다" 보다는 더 준비된 지원자의 느낌이다.
이 질문에 기억에 남는 답변이 있다.

"저는 호스피스 간호에 관심이 많았습니다. 그래서 학창시절 틈틈이 호스피스 시설에 가서 대상자들께 작은 도움이라도 될 것이 있는지 찾아가며 봉사활동을 하였습니다. 이제는 말기 암 환자를 위한 호스피스 센터가 가장 잘 되어 있기에 이 곳 병원에서 사별 후 가족모임까지 책임질 수 있는 마음 따뜻한 간호사로 일 해 보고 싶습니다."
 듣기만 해도 얼마나 당당하고 멋진가.

13 면접성공과 실패는
종이 한 장의 차이다.

대게의 경우 간호사 면접을 다녀오면 붙거나 떨어질 것이라고 예상할 수 있다. 이는 그 면접장의 분위기가 엄숙했는지 마냥 웃고 왔는지에 따라 개인이 느끼는 감정이 다를 것이다. 그러나 잘 웃고 와서 합격의 기대를 안고 있는 나에게 불합격 통지가 왔다면 나는 면접 실패의 원인을 우선 당일의 행적 하나 하나를 꼼꼼히 역학조사 할 것이다. 이는 바로 면접 성공과 실패는 5점, 10점차가 아닌 0.5점이나 1점 혹은 같은 점수에서 느껴지는 아주 미세한 차이였을 것이다.

다가오는 병원 면접 일을 맞아 어머니께서 새롭게 정장을 한 벌 사줬다고 가정하자. 물론 평소 입던 정장이 있었지만 일생일대(一生一大)의 중요한 면접이기에 아무래도 안 되겠다며 백화점에 지원자의 손을 잡고 다녀온 것이다. 그런데 몇 날 안남은 면접 일을 생각하니 당장 입어볼 수 없어 고이 모셔놨다가 면접 당일 입게 된다. 새 옷이기에 면접 가는 길이 아주 기분 좋았지만 문제는 면접장에 도착하여 생긴다. 1-2시간의 대기를 하게 되니 자꾸 긴장도 하게 되고 압박감도 든다. 몸이 경직될 것이다. 이때 필요한 것이 한 번의 기지개인데 안타깝게도 새 옷을 입고 왔기에 그 것이 불편할 뿐 이다. 그래서 간호사 면접에 필요한 옷은 새 옷, 좋은 옷이 아니라 평소 입고 자유롭게 활동 가능한 깔끔한 의상이다.

구두도 마찬가지이다. 작은 키를 보완하고자 7.5cm의 힐을 새로 샀다고 가정해보자. 평소 Heel을 신지 않는 지원자는 모의 면접에 참여할 때 까지도 그 구두를 가방에 넣어 들고 다닐 것이다. 그리고 면접 당일에 평소 신지 않던 이 구두를 신을 것이다. 중요한 것은 최상의 면접 Condition에 이 구두가 발목을 잡는다는 것이다. 면접장까지 갈 때는 몰랐지만 막상 면접 할 시간이 다가오면서 뒤꿈치도 아프고 발도 부어 온통 신경이 발로만 갈 수 있다. 이것 역시 미리 준비되지 않은 예이다.

Hair style이나 Makeup도 마찬가지이다. 예를 들어 서울대학교 병원 면접을 간다고 가정하면 많은 지원자들이 우선 Hair와

Makeup을 해주는 병원 근처의 미용실을 Internet으로 찾는다. 아니면 엄마가 Hair 와 Makeup을 해줄 것인지 아는 언니가 해줄 것인지를 미리 결정해야 한다. 물론 내가 자신 있다면 내가 해도 좋다. 다만 실제 병원 면접에 갔을 때와 똑같이 사전 Test를 해보아야 한다는 것이다. 마냥 면접당일에 병원 앞 미용실에 비용을 지불하고 해결할 것이라는 사전 짐작은 하지말자. 예약이 불가 할 수도 있고, 시간이 안 될 수도 있다. 재작년 가톨릭대학교 서울성모병원의 면접시간은 놀랍게도 새벽 6시부터였다. 보통의 병원 면접이 평일에 이루어지기에 최대한 업무의 부담을 갖지 않기 위해 오전 8시, 11시, 14시 정도에 지원자를 나누어 면접을 시행한다. 수도권 대학병원의 경우 서류를 통과한 지원자 1,000명 정도를 3-4일정도 나누어서 진행한다.

사전준비 해야 할 것 중 자기소개와 지원동기에 관한 스피치도 중요하다. 간호사 면접을 위해 다들 열심히 준비하겠지만 Speech를 할 때 면접관에게 너무 달달 외워왔다는 느낌이 드는 영혼 없는 Speech를 한다면 좋은 인상을 받지 못할 것이다. 물론 자기소개나 지원 동기는 이미 오래전부터 준비하고 외워왔을 것이다. 그것은 보고 읽는 것이 아니라 내 생각을 자연스럽게 대화하듯이 구사하는 것이 그만큼 중요하다.

사전 준비해야 할 것이 다 되었다면 자기소개에 승부를 걸어라. 자기소개 연습은 시간을 정해놓고 하는 타임스피치로 연습해야 한다. 그런데 무조건 정해진 시간만 지킨다고 잘 이루어진 스피치는 아니다. 이 안에 순서가 있어야 하고 기승전결이라는 것이 존재해야 한다.

우선 면접에서의 자기소개 시간은 40초로 준비한다. 보통의 병원에서는 시간제약 없이 순서대로 자기소개 할 것을 주문하지만 간혹 1분 자기소개나 30초 자기소개를 요구 받을 수 있다. 물론 시간제약을 안 두었다고 너무 길게 자기소개를 할 수는 없다. 아무튼 정해진 시간 2가지 경우를 예상해서 자기소개를 2개로 준비할 필요는 없다. 면접관이 시간을 주어 자기소개를 하라는 의미는 짧고 간단명료하게 하라는 것 이다. 때문에 꼭 1분이란 시간을 맞출 필요는 없다. 그냥 또박또박 말하면서 40초 정도에 마치도록 하면 된다. 그 것이 더 Smart 하게 보일 것이다.

또한 30초 자기소개를 요구 받았을 때는 준비한 그 40초 Speech를 조금 Speed 있게 하면 된다. 말이 조금 빨라지면 시간이 짧게 느껴지기 때문이며, 35초 정도에 마무리를 한다면 역시 깔끔한 Image를 줄 것이다. 다만 시간을 정해주건 그렇지 않던 1분 이상 넘어가는 자기소개는 절대 하지 말자. 하루에 수 없이 많은 지원자들 자기소개를 듣고 또 듣다보면 정말 다 똑같은 내용으로 들릴 수 있기 때문이다.

자기소개나 경쟁력 있는 내 포장 스토리를 준비하기 위해 나의 장점 Keyword가 매우 중요하다.

이 포장 스토리의 Source는 나 혼자서는 절대 알 수가 없다. 가족이나 친구, 교수님 등 주위 사람들에게 나의 평가를 받고 도움을 청해야 한다. 물론 자기소개를 처음 준비할 때는 대체 어떻게 준비해야 할 지 모르겠다고 한다. 그러나 다른 지원자들과는 차별화된 자기소개를 하고자 한다면 어차피 내 이야기를 해야 한다. 절대 자기소개를 다른 책을 보며 Copy하지 마라. 그런 자기소개에는 '자기' 즉 내가 없다.

너무 들뜨지는 않으나, 밝고 명랑하고, 참신한 이미지를 갖게 하는 자기소개가 필요하다. 40초의 자기소개, 짧은 시간이라고 해서 대충 때울 생각이라면 큰 코 다친다. 이미 면접관들은 입장하면서 지원자의 헤어스타일, 옷차림, 걸음걸이나 처음 인사, 첫 눈 마주침 등으로 지원자의 절반을 파악했다면, 이 자기소개 말하기에서 나머지 절반의 점수를 좌지우지 한다고 보면 된다.

그래서 특별한 나만의 자기소개를 준비해 보자.

14 자기소개 40초에 승부를 걸자.

자기소개를 구성하는 방법이다.
말하기의 첫머리는 "안녕하십니까"로 시작한다. 그리고 지원번호와 이름이 들어간 인사말을 먼저 넣는다. "간호계의 박지성, 지원번호 310번 임상욱입니다." "열정적인 예비 간호사, 지원번호 270번 김성수입니다." 혹은 "3교대도 문제없는 체력을 지닌 지원자 405번 한국대학교 김미영입니다." 닉네임이나 장점 키워드를 갖고 인사말을 하는 경우이다.
자기소개가 필요한 자리에서 가장 많이 활용되는 유형은 닉네임 인사말이다. 닉네임은 흔히 애칭 또는 별명으로 각인시키는 방법과 캐릭터를 설정하는 방법을 많이 쓴다. 이를테면 "저는 얼굴이 둥글고 성격도 원만하다고 해서 보름달로 불리는 지원자 240번 김정심입니다."
또는 "친구들 고민 상담을 잘 해준다고 해서 카운슬러옥 이라 불리는 지원번호 513번 이원옥입니다."라고 할 수 있다. "며느리 삼고 싶은 예비간호사'나 "엄마보다 더 엄마 같은"등의 닉네임도 자주 나오는 유형이다.

"지켜보면 볼수록 매력적인 볼매 예비간호사, 380번 김연희입니다." 물론 그런 매력, 인간미가 있다는 장점을 쉽게 설명한 인사말이다. 그러나 중요한 것은 신입 간호사 면접에서 식상한 인사말, 이미 많이 들어 봤을만한 인사말은 오히려 이미지에 마이너스 효과를 가지게 된다.
'행복 바이러스', '미소천사' 혹은 '가슴에는 뜨거운 열정을 가진' '환자의 마음까지 어루만져주는' 같은 경우 일 것이다.

면접에서 그 다음으로 많이 활용되는 첫 인사말은 인용하기 인사다. "아이슈타인이 말 하기를 성공한 사람보다 가치 있는 사람이 되라는 말이 있습니다. 세상에서 가장 가치 있는 일이 간호라고 믿는 지원자 229번 박명숙 입니다" 참 무난한 자기소개다. 이 상황에서는 꼭 "아인슈타인이 말하기를" 이라는 인용출처를 밝힐 필요는 없다. 이것은 글이 아니기 때문에 청자에게 더 Appeal하기 위해서는 말하는 지원자가 직접 말한 것과 같은 효과를 주는 것이 더 극적이기 때문이다.

"세상을 움직이는 것은 사람이고, 사람을 움직이는 것이 마음입니다. 그리고 마음을 움직이는 것이 웃는 얼굴입니다. 웃는 얼굴 하나는 최고로 자신 있는 지원자 422번 최병림입니다."

자신의 장점을 최대한 잘 살린 인사말이다. 누구보다 좋은 인상을 갖고 있다면 활용 가능한 인사말이다. Nickname을 활용하거나 인용하기를 사용하여 인사말을 구성하는 경우 인사말 끝에 그냥 이름만 밝히는 지원자가 있고 학교명과 이름을 밝히는 지원자도 있고 지원번호와 학교이름을 순서대로 붙이는 경우도 있다. 간호사 면접의 특성상 지원자 입장에서는 어떻게 하든 면접관이 한 번 더 내 얼굴을 봐주고 지원번호와 이름을 들어 줄 수 있도록 해야 한다. 그런 의미에서 가장 추천하고 싶은 인사말은 "안녕하십니까, 끈기와 성실함이 무기인 지원번호 350번 한국대학교 김성희입니다."와 같이 지원번호, 학교, 이름까지 함께하는 것이다.

특히 학교명을 밝히는 것은 학교에 대한 애정과 자부심을 나타내는 표현이다.

인사말 다음에는 나의 포장스토리 중 가장 확실하게 차별화 할 수 있는 한 가지 장점을 사례와 더불어 말한다. 그것이 공감능력인지 체력인지 성실함인지를 말하는 것이다. 무엇보다 중요한 것은 여러 가지 장점을 자기소개에 다 넣으려고 하지 말고 단 한 두 가지만으로 Appeal하는 것이 더 Impact가 있다는 것이다.

그렇게 포장 Story를 말하고 나서 마무리를 한다. 마무리 하는 가장 좋은 방법은 앞서 주장했던 나의 특기, 장점 Keyword 와 연관 지어서 나의 각오를 밝히며 끝내는 것이다. 그 것이 소통 능력이었다면 이런 저의 장점으로 환자나 보호자들과 가장 친해 질 수 있는, 말 잘 통하는 간호사가 되겠다고 하면 되며, 체력이 강점이라면 누구보다 오래 건강하게, 일 하는 간호사가 되겠다고 하면 된다.

간호학을 전공하면서 꼭 와보고 싶었던 병원이나 대학시절 내내 목표로 했던 병원, 우리지역 최고의 병원에 입사 면접을 볼 수 있어 참 행복하다는 정도의 인사를 전하는 것도 면접관을 흐뭇하게 할 수 있다. 이런 감사 인사가 통할 수 있는 것은 면접에서 이렇게 Appeal 하는 지원자는 드물기 때문이다. 모두 자기 PR에만 시간을 보낼 때, 주변상황을 돌아 볼 수 있도록 하는 여유를 갖기 때문이다.
구체적으로 보면 "지금도 초등학교, 중학교 친구들과 편지를 쓰고, 자주 연락하고 지내는 저야 말로 인간존중과 사랑을 실천하는 귀 병원에 무척 어울리는 인재입니다. 잘 부탁드립니다."
"3학년 때 실습 후 귀 병원에서 가장 일 해보고 싶다는 꿈을 꾸었습니다. 꼭 함께 일해보고 싶습니다. 잘 부탁드립니다."
정도의 마무리 인사를 할 수 있다. 다만 "열심히 하겠습니다." "뽑아만 주신다면 무엇이든 하겠습니다."처럼 너무 읍소나 아부적으로 보이지 않도록 유념하자. 같은 표현이라도 어떤 악센트를 주어 말하느냐에 따라 느낌이 다르기 때문이다.

자기소개 전체의 문장 개수로 보았을 때 40초 자기소개에 들어가는 일반적인 문장 수는 5~6개이다. 인사말로 1~2문장 사용하고 포장 스토리 한 가지에 3~4문장 그리고 마무리에 1~2문장으로 사용하는 것이 가장 무난하다. 중요한 것은 위에 언급한 나만의 특별한 자기소개라 하는 것은 옆 사람이 사용 가능한 자기소개가 아닌, 오직 내 Story 자기소개 여야 한다는 평범한 진리다.

예를 들어 이런 자기소개를 갖고 왔던 학생이 있었다.
"안녕하십니까, 친절함과 따뜻한 미소가 매력적인 지원자 김연미입니다. 환자가 어떤 도움이 필요한지, 또 어떤 케어가 필요한지 말하기 전에 그들의 마음을 먼저 헤아려 힘든 병원생활 만족도를 200%까지 끌어 올리겠습니다. 열심히 하겠습니다. 감사합니다."

위와 같은 자기소개 문구는 어떤가?

간호사 면접 훈련을 하면서 학생들에게 물어보면 다들 무난하다고 한다. 그러나 만약 위의 자기소개 내용을 미처 준비하지 못한 옆 친구에게 빌려준다면, 그리고 그것이 활용 가능하다면 어떤 일이 일어날까? "안녕하십니까, 친절함과 따뜻한 미소가 매력적인 지원자 송선영입니다.

환자가 어떤 도움이 필요한지, 또 어떤 케어가 필요한지 말하기 전에 그들의 마음을 먼저 헤아려 힘든 병원생활 만족도를 200%까지 끌어 올리겠습니다. 열심히 하겠습니다. 감사합니다."

이름만 바꾸었을 뿐이다. 그런데 너무 그럴싸하다.

간호사 면접에서 쓸 수는 없는 것이다. 면접관이 원하는 자기소개가 아닌 것이다. 자기소개란 아주 멋지고 화려하고 강한 Impact를 주는 것보다 자기 Story를 갖고 구성해야 한다. 꼭 학년 대표를 하거나 큰 Project에 참가해서 상을 받아야만 자기 이야기가 아니다. 어학연수를 가거나 의료봉사활동을 멋지게 다녀왔다고 포장 스토리가 아니다. 장녀로서 맞벌이 하는 부모님을 도와 동생들을 돌보거나 교회 주일학교 교사로 봉사를 했던 경험이 있거나, 대학 입학 후 기숙사 생활을 함으로 공동체생활을 하기에 큰 부담이 없다는 것이 더 설득력 있는 자기소개일 수 있다. 간호사 조직의 특성상 Leadership

이 강하다는 것이 장점이 될 수도 있지만 병원 분위기에 따라 단점이 될 수도 있음을 알자.

마지막으로 자기소개에서 절대로 피해야 할 것은 인신공격성 언어, 인물 관련 평가, 지역성, 출신학교, 집안 내력, 조상들의 이야기, 부정적인 단어사용, 어두운 과거 등은 되도록 피해야 할 것이며, 면접관에게 질문을 하는 말투는 곤란하다. 불필요한 오해를 살 수 있기 때문이다.

15 이 병원이 내가 그토록
오고 싶던 병원이다.

모르는 질문이나 생각지도 않았던 질문을 받았을 때, '아, 이제 떨어졌구나.'라며 포기하거나 면접자에게 그냥 무작정 모른다고 하는 것은 옳지 않다. 물론 인터뷰에서 최후의 무기는 솔직함이다. 그러나 더 좋은 인상을 남길 수 있으려면 이 어려움을 순간적으로 극복할 수 있는 위기대처 능력이다. 모르는 질문이 아니라 생각이 나지 않는 질문일 수 있으므로 면접관에게 생각할 시간을 요청하고 답하는 방법도 있다. 전혀 모르는 문제라면 무엇이라도 간단하게 대답하도록 한다. 이것이 이 병원은 내가 그토록 오고 싶던 병원의 면접에 임하는 자세이다.

기본적인 간호지식의 경우 답변을 못하면 마이너스가 될 수 있기 때문에 면접 전에 철저히 준비하도록 한다. 만약 답변 중에 문제가 있다고 느낀다면 순간적으로 양해를 구하고, 답변을 수정해 나가는 자신감도 필요하다.

이때 가장 중요한 것은 어려움을 극복해가는 과정이다. 우선 얼굴색이 변하거나, 표정이 일그러지면 안 된다. 살다보면, 또 병원 일을 하다보면 있을 수 없는 상황, 말도 안 되는 상황이 종종 일어나는데, 이 상황을 어떻게 슬기롭게 대처해 나가는 가를 묻는 질문일 수 있기 때문이다.

창의적이거나 재치 있는 답변을 원하는 질문들도 유형은 모두 비슷하다. 다만 주제만 다를 뿐이므로 답변의 유형도 몇 가지만 반복 연습하다보면 어렵지 않게 대처해 나갈 수 있다. 이런 병원 면접에서의 질문과 답은 최고의 준비가 아닌, 가장 최적화 된 면접스피치를 원하기 때문이다. 사실 이 책에 나와있는 간호사 면접 준비과정도 모두 최적화 된 내용이다. 병원 분위기나 면접관 개인의 취양에 따라 점수가 전혀 다르게 나올 수 있기 때문이다.

예를 들어, 저자는 자기소개 제일 마지막에 "잘 부탁드립니다." 라고 마무리 하는 것이 "감사합니다."보다 더 간절함이 묻어 있다고 지도해 왔다. 그러나 경희의료원 김원숙 대외협력부장님이 모의면접을 해주실 때 "간혹 병원들이 면접에서 무작정 잘 부탁드립니다나 열심히 하겠습니다는 금물이다" 고 하신다. 비단 경희의료원 뿐은 아닐 것이다. 그래서 지원 병원의 정보가 필요한 것이고, 면접 준비 훈련은 결국 최상이 아닌 최적화 된 매뉴얼을 갖기 위함이다. 가장 패기 있고 자신감 넘치며, 씩씩하고, 이 면접을 위해 최선의 노력을 다 한 있는 그대로의 모습을 보여주자. 그러기 위해 목표한 병원 면접을 준비하면서 매일 긍정 주문을 외워보자. 그리고 상상하면 분명 좋은 결실을 맺게 될 것이다.

면접을 준비하고, 면접당일 컨디션을 잘 유지하기 위해 자기 긍정주문을 계속 반복하는 것이 중요하다. '할 수 있다'를 마음속에 계속 외치고 내가 아는 한 최선을 다해 대답하자. 그리고 "나는 분명 좋은 결과를 얻을 것이다"는 것을 스스로 믿는 것도 중요하다. 이것이 진정한 자신감 행동으로 표현되기 때문이다.

면접에 임하기 전, 면접이 빨리 끝났으면 좋겠다는 생각은 잠시 잊어라. 그리고 다시 강조하지만 면접관이 유독 나에게 질문을 많이 한다고 이것을 운으로 탓하지 마라. 내가 특별한 면이 있고, 채용을 위한 궁금한 점이 많아 질문하는 것이다. 오히려 너무 질문이 집중이 안 된다면 문제인 것이다. 이 면접이 내 인생의 중요한 기회이며 전환점이라는 생각을 가지고 진지하게 임해야 한다. 또한, 면접을 위해 준비했던 모든 것들을 생각하며 후회 없이 나에 대해 최대한 Appeal하겠다는 마음가짐을 가져야 한다.

누구나 면접상황은 떨리는 마음이다. 다만 이 긴장됨이 너무 지나쳐서 아무 생각이 나지 않는다거나 얼굴이 빨갛게 오르고 심장박동수가 빨라지면 준비한 면접을 보여주기 어렵다. 이런 상황들은 실전 같은 면접 훈련을 충분히 하여 스스로 극복할 수 있도록 하자. '떨지 말자'를 마음속으로 외치며 긴장된 마음을 추스르고, 연습 했던 대로 Image training을 해보자.
나만의 자기긍정 주문을 찾고 싶다면 이런 것은 어떨까?
'이 병원에서 꼭 일 하고 싶다.' 오래 동안 내가 꿈꾸던 병원이 있다면 가능한 좋은 주문이다. 그리고 그동안 생각해 왔던 장면, 바로 내가 이 병원 유니폼을 입고 일하는 멋진 나의 모습을 상상해 보면서 면접에 임해보자. '병원은 누군가를 반드시 채용하고, 나는 이 병원에 입사할 것이다'는 자신감 넘치는 당당한 주문도 좋다. 내가 부족함이 없고, 또 최고의 신입간호사가 되기 위한 모든 준비와 노력을 다 했다면 분명 가질 수 있는 여유 넘치는 주문이다.

'여기서 이 순간만큼은 내가 최고다' 사람은 모든 자리에서 그 역할을 다하기 위해 비교 대상을 안 갖는 것이 필요하다. 행복의 기준이

남과의 비교우위가 아닌 나의 삶의 만족인 것처럼 면접에서의 이 자리는 내가 최고라는 것을 잊지 말자. 지금의 이 면접 자리는 오직 나를 위해 만들어진, 준비 무대인 것이다.

'후회 없는 하루를 만들자' 이 시간이 지나고 나서 후회하면 어쩌지 라는 생각은 하지 말자. 그야말로 필요 없는 걱정이다. 이런 불필요한 근심이 더 두려움을 갖게 하고 몸을 경직되게 만든다. 사람은 기본적으로 부정적인 생각을 더 하게 되어있다. 이런 부정적인 생각을 바꾸기 위한 여러 가지 추가 주문이 있다. 미국의 저명한 심장 전문의 로버트 앨리엇(Robert S, Eliet)은 '지금 이 일은 아주 작은 것에 불과하다'라고 이야기 한다. 그리고 '시간이 흐르는 데로 편하게 마음먹기'를 강조한다. 분명 부정적 감정을 없애면 겁낼 일도, 두려워 할 일도 없어진 다는 것이다.

나만의 긍정주문은 면접의 스트레스에서 해방되어 진정한 마음의 평화를 누릴 수 있다. 그리고 이것이 면접에서 그대로 여유 있게 전해 질 것이다. 물론 어려운 일이다. 그리고 끊임없는 반복연습이 필요하지만 합격에 대한 강한 의지와 최선의 준비를 다했다면 원했던 병원취업, 결국 목표를 달성 할 수 있을 것이다.

마지막으로 이런 성공적인 면접에서 필요한 것이 어떤 마음으로 어떠한 Speech를 할 것인가의 정리이다. 면접에서 가장 필요한 Speech는 '가장 인간적인 Speech'이다. 솔직하고 당당하며, 내가 얼마나 이 병원에 어울리는 지원자인지를 있는 그대로 보여주는 가장 인간적인 Speech일 것 이다. 행운을 빈다.

1분
자기소개
POINT

> 원문

안녕하십니까? 열정으로 똘똘 뭉친 지원자 OOO입니다.
제가 OO병원의 간호사로 적합한 이유 3가지를 소개하겠습니다.
첫째, 배려심입니다. 저는 3녀 중 장녀로 동생들을 돌보면서 얻게 된 배려심으로 사소한 것 하나도 놓치지 않는 간호를 제공할 수 있습니다.
두번째, 친화력입니다. 저는 다양한 아르바이트경험으로 얻은 적응력과 친화력으로 환자분들과 라포형성을 통해 가족같은 간호를 제공할 수 있습니다.
세번째, 긍정입니다. 제 삶의 신조인 역지사지를 마음에 되새기며 스트레스를 남보다 적게 받아 즐겁게 일하며 그로 인해 질 높은 간호를 제공할 수 있습니다.
앞으로 똑똑하고 뛰어난 간호사의 모습을 보여드리겠습니다.
감사합니다.

> 수정

안녕하십니까?
제가 하고 싶은 일에 대한 열정이 가득한, 지원번호 OO번 OOO입니다.
저는 적극적이며, 배려심이 많은 지원자입니다.
어렸을 때부터 두 여동생을 돌보며 부모님을 돕는 착실한 장녀로서 집안 어른들에게 인정받았습니다.
또한 이렇게 배운 배려심으로 사소한 것 하나 놓치지 않는 간호실습 활동으로 선생님들께 칭찬을 받았습니다.
제 주장을 펼치기 보다는 먼저 수용하는 적응력과 친화력으로 환자분들께 가족같은 간호를 제공할 자신이 있습니다.
항상 즐겁게 일하는 간호사가 되겠습니다.
감사합니다.

Point

자기소개를 목차로 만들기는 시간의 여유가 없다. 연속성을 가지고 말을 이어 나가자. 첫 인사말에 지원번호는 꼭 넣어야 한다. 어떻게 하면 내 얼굴을 한 번 더 봐주고, 내 이름과 지원번호를 한 번 더 똑똑히 면접관에게 들려 줄 지를 생각하라.

원문

안녕하십니까. 항상 발로 뛰는 성실한 인재 OOO입니다.
"OOO는 열정적이고 끈기 있다." 제가 자주 듣는 이야기입니다.
저는 늘 꾸준하게 무던히 일을 수행하여 마지막에는 성공적으로 목표를 수행합니다.
늘 꾸준히 학업을 수행하는 저의 모습을 보고 교수님들께서 인정해주시어 "학교생활을 성실하게 하고 공부를 열심히 하는 아이"라고 말씀해 주셨습니다.
지금의 열정과 패기를 잃지 않고 계속 전진해 갈 것입니다. 감사합니다.

수정

안녕하십니까?
항상 발로 뛰는 부지런하고 성실한 지원자, 지원번호 OOO번 OOO입니다. 저는 '백인OO'라는 닉네임을 갖고 있습니다.
그것은 제가 해야 할 일이거나 하고 싶은 일에는 절대 포기 없이 꾸준히 이루어낸다는 의미로, 마지막에는 '누구에게나 인정받는 간호사'가 되겠다는 제 목표이기도 합니다.
또한 저의 이런 끈기있는 모습을 보고 교수님들도 항상 '어느 병원에 가던 OO는 걱정이 안 된다'고 말씀해 주셨습니다.
환자에게 꼭 도움이 되는 간호사, 내가 하는 일에 관한 열정이 넘치는 동료가 되기 위해 열심히 노력하겠습니다.
감사합니다.

Point

단순히 열정적이고 끈기 있다는 것을 결코 포기하지 않는다는 뜻의 백인이라는 닉네임을 만들어 이름과 함께 정확히 인지시키고 있다. 항상 근거에 해당되는 사례는 과정 뿐 아니라 결과물까지 밝히는 것이 중요하다. 특히 어느 병원에 가던 걱정이 안 된다는 칭찬은 신입간호사 면접에서 표현할 수 있는 최고의 칭찬이다.

> **원문**

안녕하십니까?
신뢰가는 병아리 예비간호사 지원번호 OOO번 OOO입니다.
3학년 분만실 실습을 나간 적이 있습니다. 그 곳에서는 가족분만을 하였고 산모와 가족의 동의 없이는 분만을 보기가 어려웠습니다. 신뢰감이 중요하다고 배운 전 산모와 가족의 신뢰를 쌓기 위해 산모분의 V/S을 전담하듯 재며 얼굴을 익히도록 노력하였으며 긴장된 모습일 때엔 긴장을 풀며 진통을 완화할 수 있는 호흡법을 같이 하면서 자연스럽게
다가갔습니다.
자연스럽게 분만을 볼 수 있었고 이처럼 환자에게 차근차근 마음의 문을 열고 다가가 신뢰감이 가는 간호사가 되겠습니다.

> 수정

안녕하십니까?
경청과 배려의 장점을 갖고 있는 예비간호사, 지원번호 OOO번 OOO입니다.
저는 대상자와의 라포형성을 위해 노력 할 줄 아는 지원자입니다. 3학년 2학기 분만실 실습을 나간 적이 있습니다. 그 곳은 가족분만을 하는 병원이었고, 동의 없이는 분만을 보기가 어려웠습니다.
신뢰감이 중요하다고 생각한 저는 산모와 가족의 신뢰를 쌓기 위해 산모분의 V/S을 전담하듯 재며 얼굴을 익혔고, 긴장된 모습일 때엔 긴장을 풀며 진통을 완화할 수 있는 호흡법을 같이 하면서 자연스럽게 다가갔습니다. 그 덕분에 자연스럽게 분만을 볼 수 있었고, 이런 경험이 환자와 마음으로 소통 할 수 있다는 자신감을 갖게 하였습니다. 언제나 환자 입장을 생각할 줄 아는 따뜻한 간호사가 되겠습니다.
감사합니다.

Point

병원실습에서의 경험은 흔히들 병원치료에 적극적이지 않던 환자를 마음으로 대했더니 적극적으로 병원 생활에 임하셨다는 내용이다. 다만 다들 비슷한 내용이다 보니 크게 임팩트가 있는 것은 아니었다. 산부인과 실습에서의 위 경험은 정말 소중한 것이었다. 다만 표현상 듣는 사람을 조금 더 배려하여, 전반적인 사실을 이해하기 쉽도록 풀었고, 접속사를 없앴다.

원문

안녕하십니까.

약품 한 알의 중요성을 아는 예비간호사, 지원번호 OOO번 OOO입니다. 저는 의무병 시절 '괜찮겠지'라는 생각으로 무심코 지나쳤던 알약 하나로 인해, 어린 선임께 크게 혼났던 적이 있습니다. 저의 안일한 생각으로 중대에 큰 피해를 입힐 뻔 했던 사건이어서, 스스로에게 화도 많이 났고 크게 반성을 했습니다. 그로인해 저는 맡겨진 업무에 대해 한 번 더 살펴보는 꼼꼼한 습관을 갖게 되었고, 나중에는 선임들도 저를 믿고 업무를 맡기게 되었습니다.

저는 이런 성격을 바탕으로 변화는 하지만 변함은 없는 간호사가 되겠습니다. 감사합니다.

수정

안녕하십니까?

작은 것 하나도 그냥 지나치지 않는 예비간호사, ○○대학교 ○○○번 ○○○입니다.

저는 의무병 시절 '괜찮겠지'라는 생각으로 무심코 보급했던 알약 하나로 인해, 중대에 큰 피해를 입힐 뻔 했던 사건을 실제 체험했습니다. 부서원들 스스로도 크게 놀라고, 화도 많이 났었던 일 이었습니다.

하지만 그로 인해 맡겨진 업무에 대해 한 번 더 살펴보는 꼼꼼한 습관을 갖게 되었고, 이는 실습에서도 가장 철저하게 준비하고, 공부하는 학생간호사의 자세를 갖게 하였습니다.

○○병원에서도 일 잘한다고 인정받기 위해 늘 노력하는 간호사가 되겠습니다.

감사합니다.

Point

약품 한 알의 중요성이 신입간호사 인사의 첫 키워드가 될 수는 없다. 결국 지원자가 말하고자 하는 것은 관찰력과 꼼꼼함, 준비성이다. 작은 것 하나도 그냥 지나치지 않는다는 것만으로도 다음 이야기에 궁금증을 가질 만 하다. 그리고 그 실수가 나 혼자만의 것이었다는 것은 곤란하다. 치명적인 실수를 했던 것은 내 단점으로 잘못 인식 될 수도 있기에 부서원들의 실수로 정도로 정리하는 것이 나을 것이다.

원문

안녕하십니까. 지원자 OOO입니다.
저는 간호사에게 가장 필요한 품성은 경청하고 공감하는 자세라고 생각합니다.
우연히 고등학교 시절 친구를 통해 'OO종합사회복지관'이라는 곳을 알게 되어 고등학교 2학년 때부터 복지관에서 봉사활동을 했습니다. 처음엔 복지관 시설에서 청소하다가 점점 뜻 깊은 봉사를 하고자 'OO의 집', 'OO촌'이라는 요양시설에서 봉사를 하게 되었습니다.
대학교에 진학해서도 봉사에 뜻이 있어서 봉사동아리에 가입하여 활동하였고 시설에서 연계하여 조손가정방문봉사도 하였으며 더 나아가 해외봉사활동도 하였습니다. 지속적으로 봉사활동을 해 오면서 상대방과 의사소통하는 능력을 길렀으며 경청하고 공감하는 자세를 배웠습니다.
이러한 능력으로 환자의 마음까지 치료하는 간호사가 되겠습니다.

수정

안녕하십니까?
배려와 나눔의 행복을 아는 지원자, 지원번호 ○○○번 ○○대학교 ○○○ 입니다.
저는 제 도움이 필요한 누군가를 위해 이야기를 들어주고, 공감해 줄 수 있는 장점을 갖고 있습니다.
우연히 고등학교 2학년 시절 친구들과 함께 지역의 사회복지관을 통해 소망의 집 요양시설을 방문한 경험이 있습니다. 이때 저는 저의 작은 도움에 크게 고마워하시는 어르신들을 보며 제가 만족스러웠고 스스로 힐링이 되었습니다.
그리고 제가 꼭 갖고 싶은 직업은 간호사가 되었습니다.
대학교에 진학해서도 가장 먼저 봉사동아리에 가입하여 활동하였습니다. 특히 조손가정방문봉사는 지금도 한 달에 한 번씩 하고 있으며, 2학년 때는 필리핀으로 의료봉사활동도 다녀 온 경험을 있습니다. 이러한 저의 경험과 장점을 살려 환자와 보호자의 마음을 가장 잘 알아봐 줄 수 있는 인정받는 간호사가 되겠습니다.
감사합니다.

Point

봉사활동을 이것저것 많이 했다는 것만으로 매력이 있지 못하다. 봉사 시간보다는 어디에서 무엇을, 그리고 그것을 통해 무엇을 배웠고, 어떻게 변했으며, 특히 일 잘하는 좋은 간호사가 되기 위한 과정이었다는 것을 정확하게 어필해야 한다.

원문

(1) 안녕하십니까.
지원번호 OOO번 OO대학교 OOO입니다. 저는 책임감이 강한 사람입니다.
저는 2013학년도 한 해 동안 OO대학교 간호대학 20대 학생회장이라는 신분으로 생활하였습니다.
2012학년도에 간호대학 학생회 문화복지 1차장으로 활동하면서 1년 동안 보였던 저의 성실한 모습에 주변 사람들은 항상 '네가 내년에 학생회장 하면 되겠다.'라고 말하곤 했습니다. 1년 동안 보였던 저의 모습이 학생회장으로 당선될 수 있게 해준 원동력 이었습니다.
'8년 연속 한국에서 가장 존경받는' 병원인 서울OO병원에서 '누구에게나 가장 신뢰 받는 병원' 이라는 비전을 달성하는데 일조하고 싶습니다. 감사합니다.

(2) 안녕하십니까.
지원번호 OOO번 OO대학교 OOO입니다. 저는 관찰력이 뛰어난 사람입니다.
응급실 실습을 할 때 환자분 중 말을 잘 하시지 못하는 할머니가 계셨습니다. 환자분들에게 도움이 될 만한 일들이 없는지 혼자 라운딩을 돌던 중 환자의 IV site에 부종이 발생한 것을 발견하고 간호사 선생님께 말씀드려 급하게 IV를 제거한 적이 있습니다. '8년 연속 한국에서 가장 존경받는' 병원인 서울OO병원에서 환자가 먼저 불편함을 호소하기 전 뛰어난 관찰력으로 문제를 먼저 발견하여 해결할 수 있는 간호사가 되겠습니다. 감사합니다.

수정

안녕하십니까?
열심히 노력하는 간호사가 되겠습니다. 지원번호 OOO번 OO대학교 OOO입니다.
저는 책임감과 관찰력이 뛰어난 지원자입니다. 간호대학 2학년 시절, 문화 복지 차장을 맡아 1년 동안 열심히 봉사하였습니다. 그리고 교수님과 동기, 선후배들에게 인정받아 학생회장으로도 1년 동안 열심히 일 할 수 있는 기회를 얻게 되었습니다.
4학년 응급실 실습 때에는 환자분 중 말을 잘 하시지 못하는 할머니가 계셨습니다. 환자분들에게 도움이 될 만한 일들이 없는지 혼자 라운딩을 돌던 중 환자의 IV site에 부종이 발생한 것을 발견하고 간호사 선생님께 말씀드려 급하게 IV를 제거한 적이 있습니다. 저의 이런 장점들을 살려 국민들에게 가장 존경받는 서울OO병원에서 가장 꼼꼼하고 가장 인정받는 간호사가 되겠습니다.
감사합니다.

Point

지원자의 핵심은 인정받는 것이다. 그 인정을 받기 위해 노력했고, 학생회장과 문화 복지 차장 등의 일을 맡아 열심히 봉사, 희생했다. 감투는 절대 리더십으로 포장하지 마라. 신입에게 그런 리더십을 원하는 병원은 없다. 학생회장, 동아리회장 등 모든 직책은 인정을 받았다는 결과물이고, 간호사와 같은 사명감과 책임감으로 열심히 봉사해야 하는 자리였던 것이다.

원문

안녕하십니까?

따뜻함과 열정을 가진 지원자 OO번 OOO입니다. 저는 '타인은 또 다른 나'라는 생각을 가지고 있습니다.

사람들이 어려운 일이 있어 도움을 청할 때 상대방의 입장을 한 번 더 생각하고 어려움을 덜어주기 위해 노력합니다. 군대에 있을 때도 고충 상담병이라는 보직에 자원하여 부대 내에서 적응하지 못하는 병사들의 어려움을 들어주고 군 생활에 적응할 수 있도록 도와주었으며, 친구나 지인들 사이에서도 힘들어 하는 사람이 있으면 먼저 손을 뻗어 이야기를 들어줍니다.

이러한 경험은 이야기를 들어주고 타인과 공감하는 것이 얼마나 큰 힘이 되는지를 알게 해주었습니다.

자신보다는 환자를 생각하여 환자와 공감하고 신뢰 받는 간호사가 되겠습니다.

감사합니다.

> 수정

안녕하십니까?
배려할 줄 아는 따뜻한 마음을 가진 예비간호사 지원번호 ○○○번 ○○대학교 ○○○입니다.
저는 다른 사람의 입장을 먼저 생각하고 이해해 줄 줄 아는 지원자입니다. 누군가 어려운 일이 있어 도움을 청할 때 상대방의 입장에서 그 고민을 덜어주기 위해 노력했던 경험이 많았습니다.
군 복무시절 상담병이라는 특별한 보직에 자원하였습니다. 이는 부대 생활에 적응하지 못하는 병사들의 고충을 들어주고 잘 적응할 수 있도록 도와주는 업무였습니다. 이 경험들이 제대 후에도 친구나 지인들과의 인간관계 유지에 큰 도움이 되었습니다. 이런 저의 경험을 살려 병원에서도 환자나 보호자들의 힘든 점을 잘 들어주고, 공감해 주어 병원생활 만족도를 올리는 데 항상 노력하겠습니다.
제 자신의 편함보다 환자와 보호자, 그리고 동료들에게 인정받는 간호사가 되겠습니다. 감사합니다.

Point

사람들이 어려운 일이 있어 도움을 청할 때 상대방의 입장을 한 번 더 생각하고 어려움을 덜어주기 위해 노력한다는 표현 자체가 너무 힘들다. 그냥 배려할 줄 아는 따뜻한 마음을 가진 지원자라고 하면 될 것이다. 군 상담병이라는 것을 알아듣기 쉽도록 풀어 설명했다.

> 원문

안녕하십니까?
모든 일에 호기심을 가지고 탐구하는 예비간호사 ○○○입니다.
3학년 보건진료소 2주간의 실습에서, 조원들과 함께 마을 어르신들을 대상으로 방문간호를 다니며 혈압과 혈당을 재어드렸습니다. 어떤 것을 더 해드릴 수 있을까 고민을 하다가, 보건소실습 때 했던 간이치매검사를 떠올렸습니다. 조원들과 상의하여 65세 이상 노인 분들에게 간이치매검사를 직접 해드렸습니다.
그 결과, 기억회상과 집중력에서 낮은 점수가 많이 나왔습니다. 결과를 토대로 치매예방에 대한 보건교육을 해드리며 좋은 호응을 얻었습니다. 이처럼 저는 현재에 안주하지 않고 탐구하여 더 발전하려 노력하는 자세를 가졌습니다.
○○병원의 간호사가 되어서도 환자를 위해 1등으로 노력하는 간호사가 되겠습니다.
감사합니다.

수정

안녕하십니까?
늘 노력하고 공부하는 예비간호사 지원번호 OOO번 OO대학교 OOO입니다.
저는 간호사가 되어 할 수 있는 모든 간호업무에 호기심과 기대감을 갖고 있습니다.
3학년 보건진료소 실습에서 저희 팀이 맡은 업무는 마을 어르신들을 대상으로 방문간호를 다니며 혈압과 혈당을 측정하는 것이었습니다. 하지만 어떤 것을 더 해드릴 수 있을까 고민을 하다가, 보건소 실습 때 했던 간이 치매검사가 생각났습니다. 진료소장님의 허락을 받아 65세 이상 모든 노인들께 치매검사를 해드렸습니다.
그리고 기억회상과 집중력에서 낮은 점수가 나온 어르신들을 대상으로 치매예방 보건교육을 해드리며 좋은 호응을 얻었습니다. 이처럼 저는 현재에 안주하지 않는 항상 공부하고, 노력하는 자세를 가졌습니다.
OO병원에서 가장 일 잘 하는 자랑스러운 간호사가 되겠습니다.
감사합니다.

Point

모든 일에 호기심을 가지고 탐구한다는 것은 잘못 이해하면 간호업무 외에도 관심이 많은 것으로 보일 수 있다. 간호사가 되어 할 수 있는 모든 간호업무에 호기심과 기대감을 갖고 있다는 정도로만 고쳐주니 이해가 쉽다. 실제 적극적인 신입, 무엇인가 열심히 배우려는 신입에게 좋은 점수를 준다. 이처럼 실습경험을 잘 활용하면 좋겠다.

원문

안녕하십니까
나눔의 가치를 아는 지원자 지원번호 OO번 OOO입니다.
저는 대학교 2학년 때부터 저소득층 아이들과 도서산간 지역의 아이들을 가르치는 교육 봉사활동에 꾸준히
참여해왔습니다. 각기 다른 고민을 지니고 있는 아이들의 입장에서 어려운 점이 무엇일지 늘 고민하였습니다.
또한 아이들의 눈높이에서 소통하며 아픔을 함께 나누었고 이후 위로와 희망의 메시지를 전달하였습니다.
이로써 아이들에게 '믿음직스러운 선생님'이 될 수 있었습니다.
이를 바탕으로 서울OO병원에서 환자의 고통을 함께 나눌 수 있는 간호사가 되도록 노력하겠습니다.
항상 '나눔'의 온기를 느끼고 싶은 지원번호 OO번 OOO입니다.
감사합니다.

수정

안녕하십니까?
나눔의 가치를 아는 지원자 지원번호 OO번 OO대학교, OOO입니다.
저는 대학교 2학년 때부터 저소득층 아이들과 도서산간 지역의 아이들에게 영어를 가르치는 교육 봉사활동에 꾸준히 참여해왔습니다. 각기 다른 고민을 지니고 있는 아이들의 입장에서 어려운 점이 무엇일지 늘 고민하였습니다.
아이들의 눈높이에 맞게 소통하며 꿈을 나누었고, 이후 격려와 희망의 메시지를 전달하였습니다.
이런 노력으로 아이들에게 가장 인정받는 선생님이 될 수 있었습니다.
이런 소중한 경험들을 살려 서울OO병원에서도 환자의 아픔과 고통을 함께 나눌 수 있는 마음 따뜻한 간호사가 되겠습니다. 항상 열심히 공부하겠습니다.
감사합니다.

Point

아이들의 아픔을 나누었다보다는 꿈을 나누었다가 훨씬 긍정적인 표현이다. 같은 경험을 갖고도 어떤 단어로 어떻게 풀어내느냐는 지원자의 성향을 말해주고 있다. 예를 들어 대학 4년 동안 단 한 번도 지각을 해 본 적이 없는 성실한 지원자보다는 대학 4년 내내 수업시간 20분전에 먼저 도착했던 준비성 있는 지원자가 더 매력적 일 것 이다.

> 원문

안녕하십니까?
경청과 공감의 신으로 소문나는 간호사가 되겠습니다. ○○대학병원 지원자 ○○○입니다.
어머니는 항상 저에게 들어주고 이해해주는 사람이 되라고 말씀하셨습니다. 그 가르침 덕에 저는 친구들의 말에 귀를 기울이고 마음을 이해하려고 노력하였습니다.
그 결과 친구들은 자주 저에게 찾아와서 속마음을 털어놓습니다.
고등학교시절 따돌림으로 인해 힘들었던 친구가 저에게 학창시절 이야기를 해주며 아무에게도 말하지 못했는데 너에게는 이상하게 자연스럽게 이야기하게 되는 거 같아 라고 말해주었습니다.
이를 바탕으로 간호사 생활 중에도 환자들과 동료간호사들의 이야기에 경청하고 공감하는 자세로 다가가 그들의 이야기를 듣는 간호사가 되겠습니다!
감사합니다.

> 수정

안녕하십니까?
내 주장을 펼치기보다 잘 들어주는 장점을 가진 지원자, 지원번호 OO번 OO대학교 OOO입니다.
간호사의 길을 적극적으로 지지해 주시는 어머니께서는 항상 잘 들어주는 사람이 사람 마음도 이해해 줄 수 있는 사람이 된다고 하셨습니다.
그래서 저는 누구보다 적극적인 경청을 장점으로 하고 있습니다.
고등학교 시절에는 따돌림으로 힘들어했던 친구에게 용기를 내어 스스로 극복할 수 있도록 에너지를 나누었으며, 실습에서는 환자들의 의견이나 건의사항들을 항상 열심히 들어드렸습니다. 그리고 앞으로 병원생활이 기대가 되는 학생간호사라며 응원해 주셨습니다.
이런 경험들을 바탕으로 항상 적극적인 커뮤니케이션을 하는, 일 열심히 하는 간호사가 되겠습니다.
감사합니다.

Point

그냥 어머니가 아닌 간호사의 길을 적극적으로 지지해 주시는 어머니 정도의 포장은 작은 표현의 차이지만 듣기에는 그 효과가 크다. 그것이 바로 말의 포장인 것이다. 아무에게도 말하지 못했는데 너에게는 이상하게 자연스럽게 이야기하게 되는 거 같아처럼 의미없게 풀어서 말하지 말고, 스스로 극복할 수 있도록 에너지를 나누었다 정도로 간략하면서도 함축적인 의미를 담아내자.

> **원문**

안녕하십니까?
눈과 마음으로 바라보는 지원자 OOO입니다.
저는 3학년 때부터 호스피스 센터에서 봉사를 했습니다.
말벗 봉사를 통해 환자와 가족과 아픔을 나누고 이야기를 들어주며 진정성과 생명의 소중함을 배웠습니다.
또한 청소와 행사보조를 하며 보이지 않는 데에서도 환자를 간호할 수 있는 방법을 느끼게 되었습니다.
이런 경험을 통해 항상 웃는 얼굴로 환자의 작은 부분까지 간호하며 OO의료원의 가장 신뢰받는 간호사가 되겠습니다. 감사합니다.

> 수정

안녕하십니까?
가장 따뜻한 마음으로 일하겠습니다. 지원번호 ○○번 ○○대학교 ○○○입니다.
저는 사람을 볼 때 마음을 보려고 노력을 합니다.
저의 도움이 필요한 분들께 어떤 도움이 필요한지 찾아보고는 합니다.
3학년 때부터 지역의 호스피스 센터에서 다양한 봉사활동을 하고 있습니다. 말벗 되어주기를 통해 그들의 고통과 아픔을 들어주며, 진정성과 생명의 소중함을 배웠습니다. 또한 청소와 행사 도우미 봉사를 통해 보이지 않는 곳에서 환자를 간호할 수 있는 방법을 알게 되었습니다.
이런 소중한 경험을 통해 환자에게 필요한 작은 부분까지 알아봐 줄 수 있는 관찰력이 생겼습니다.
○○대학교의료원에서 환자와 동료들에게 가장 신뢰받는 간호사가 되겠습니다.
감사합니다.

Point

눈과 마음으로 바라보는 지원자라는 것이 무슨 뜻일까는 듣는 사람을 힘들게 하는 표현이다. 전반적으로 말 하고자 하는 것은 가장 따뜻한 마음으로 일하겠다는 것이다. 대학병원 명칭은 풀 네임으로 표현하자. 줄여서 고대, 건대, 이대, 경대병원이라고 하기에는 면접자리가 참 중요한 자리이다.

> 원문

안녕하십니까?
기본에 충실한 간호사가 되겠습니다. 지원번호 OO번 OO대학교 OOO 입니다.
1년 전부터 방학 때마다 정해진 실습시간 외에 병원에서 v/s, bst 등 간호업무를 도와주는 봉사를 하고 있습니다.
어느 날, 간호부에서는 병동청결에 대한 점검을 나왔습니다.
간호부장님께서는 제가 정리한 혈압계를 사진까지 찍으시며 병동 중에서 유일하게 잘 정돈되어 있다며 크게 칭찬하셨습니다. 그 칭찬을 간호의 시작과 마무리를 잘 해서 들었다고 생각하니 기본적인 간호를 더 잘하게 되었고 간호학생으로서 자신감이 높아지는 계기가 되었습니다.
모든 업무를 할 때는 기본에 중점을 두고 창의력과 응용력을 높이는 서울 OO병원 간호사가 되겠습니다.
감사합니다.

수정

안녕하십니까?
기본에 충실한 간호사가 되겠습니다. 지원번호 OO번 OO대학교 OOO 입니다.
저는 일 잘하는 간호사가 되기 위한 저만의 준비를 계속 해 오고 있습니다. 1년 전부터 방학 때마다 정해진 실습시간 외에 병원에서 V/S, BST 등 간호업무를 도와주는 봉사를 계속 해 오고 있습니다. 어느 날 간호부에서는 병동청결에 대한 점검을 나왔습니다.
간호부장님께서는 제가 정리한 혈압계를 사진까지 찍으시며 병동 중 가장 정돈이 잘 되 있다고 크게 칭찬하셨습니다.
그 칭찬은 저에게 기본적인 간호를 더 잘해야 겠다는 다짐이 되었고 간호학생으로서 자신감이 높아지는 계기가 되었습니다. 모든 업무를 할 때는 우선 기본에 중점을 두고 창의력과 응용력을 높이는 서울oo병원 간호사가 되겠습니다.
감사합니다.

 Point

방학 때 많은 간호학생들이 아르바이트나 봉사활동을 하게 된다. 그러나 지원자처럼 병원취업에 도움이 되는 경험을 찾아서 했던 친구들은 적다. 이런 경험만이 취업서류나 면접에서 어필 할 수 있는 소재다. 물론 서빙이나 도우미, 판매원, 캐셔 등의 아르바이트도 사람을 적극적이고, 자신감 있게 만들 수 있다. 그러나 병원은 간호학과 4년 동안 우리병원에서 일 하기 위한 어떤 과정이나 경험이 있는 지만을 어필하길 원하기 때문이다.

> 원문

안녕하십니까.
구체적인 계획과 분명한 실천능력으로 신뢰받는 지원번호 OO번 OO대학교 OOO입니다.
2학년 때 팀을 만들어 사회봉사공모전에서 결혼이주여성을 위한 8주간의 프로그램을 만들었습니다.
먼저 결혼이주여성과 직접 면담하여 그분들의 요구를 파악하였고, 팀원과 토의를 하여 계획을 작성한 결과 그분들께 여러 프로그램 중 육아양육과 유방암예방교육 부분에 있어서 만족도 높은 평가를 받을 수 있었을 뿐만 아니라 대상을 수여 받을 수 있었습니다.
이를 바탕으로 서울OO병원에서 환자 개인의 요구에 맞는 전문 간호를 제공할 수 있는 간호사가 되도록 노력하겠습니다.

> 수정

안녕하십니까?
구체적인 계획과 분명한 실천능력을 갖고 있는 예비간호사, 지원번호 OO번 OO대학교 OOO입니다.
저는 믿음을 주는 간호사가 되기 위해 열심히 노력하였습니다.
학과 공부도 늘 상위권을 유지하였고, 2학년 때는 시에서 주최한 광주사회봉사공모전에 5명의 학과 친구들과 팀을 이루어 결혼이주여성을 위한 8주 프로그램으로 대상을 받기도 하였습니다.
이 상을 위해 먼저 결혼이주여성과 직접 면담하였습니다. 그리고 그분들의 요구를 파악하였습니다.
육아양육과 유방암 예방교육 부분의 요구도에 맞춤 프로그램을 짜서 만족도 높은 평가를 받을 수 있었습니다.
이런 계획력과 체계적인 실행 경험은 서울OO병원에서도 환자 요구에 맞는 전문 간호를 제공할 수 있는 간호사가 되는데 큰 도움이 될 것입니다.
인정받는 간호사가 되겠습니다.
감사합니다.

Point

말을 쉽게 하고, 쉽게 듣도록 접속사를 없앴다. 설명하기 쉬우니 듣는 사람도 이해하기 쉬울 것이다. 본인이 학점에 자신있다면 사례 전에, 학과 공부도 열심히 하였으며 틈틈이 이런 경험도 있다 정도로 어필하는 것도 좋은 방법이다.

원문

안녕하십니까.

능동적으로 소통하는 지원자 OOO입니다.

2007년 어학연수를 계기로 미국에 캘리포니아에 가게 되었습니다.

한국에서 간호대학 진학을 포기하게 되었지만 평생 꿈인 간호사를 포기할 수 없었습니다.

'미국에서 간호공부를 하겠다'라는 포부를 가지고 예과과정 3년과 본과과정 3년을 마쳐가던 중 마지막 학기에 UCSD병원 암 병동에서 인턴쉽을 하게 되었습니다. 그러던 어느 날 갑상선 암 수술을 마친 19세의 남자환자와 가족을 맡게 된 적이 있었습니다.

한국인인 부모님과 영어권인 아들에게 수술 후 환자교육과 입원에 관해 언어적 측면에서 도움을 주게 되었습니다. 환자의 책상위에 Incentive spirometer가 올려 져 있는 것을 보고 사용법에 관해 자세히 설명해 주었습니다.

이러한 저의 경험은 외국인 환자의 불편함을 이해하는 첫 번째 계기가 되었습니다.

환자중심, 환자의 행복을 추구하는 OO서울병원에서 진심으로 환자와 소통하는 간호사가 되겠습니다.

감사합니다.

수정

안녕하십니까?
국제적 감각과 적극적 소통능력을 갖고 있는 지원자, OO번 OOO입니다. 저는 사람에 대한 관심과 인류건강에 이바지 할 간호사로써의 꿈이 큽니다. 2007년 어학연수를 계기로 미국 캘리포니아에서 간호학 공부를 시작했습니다.

예과과정 3년과 본과과정 3년을 마쳐가던 중 마지막 학기에 UCSD병원 암 병동에서 인턴 쉽을 하게 되었습니다.

그러던 어느 날 갑상선 암 수술을 마친 19세의 남자환자와 가족을 맡게 되었습니다. 한국인 부모와 영어권 아들에게 수술 후의 환자교육과 입원에 관해 언어적 도움을 주게 되면서 외국인 환자의 불편함을 이해하는 첫 번째 경험이 되었습니다. 다국적 사람들과 교류하고 어울렸던 저의 경험은 제가 꼭 일해보고 싶은 OO서울병원에서 그 어떤 대상자라도 진심을 전해 줄 수 있다는 자신감으로 활용 될 것입니다.

열심히 하겠습니다.
감사합니다.

Point

한국에서 간호대학 진학을 포기하게 되었지만이란 표현은 할 필요가 없을 것이다. 더 나은 환경에서 더 큰 꿈이 있었기에 미국에서 간호학을 공부한 것이다.

원문

안녕하십니까?

아름다울 'O'자에 어질 'O'자 이름으로 다 가진, 미래의 스누비안, 지원번호 OO번 OO대학교 OOO입니다.

저는 가진 것을 나누기를 바라는 부모님의 교육 아래에서 "공부해서 남 주냐?"가 아닌 "공부해서 남 줘라"를 들으며 자랐습니다.

이러한 부모님의 가르침은 저를 나눌 줄 아는 그리고 나눔의 즐거움을 아는 사람으로 크게 하였습니다.

4년의 대학 생활 동안 다양한 대외 활동으로 제가 가진 재능을 나누며 나눔을 실천 해 왔습니다.

분당OO대학교 병원에 입사하여서도 고객들에게 사랑을 베풀고 전문인으로서 지식을 나눌 수 있는 그런 간호사가 되겠습니다. 감사합니다.

수정

안녕하십니까?
아름답고 어질다는 이름을 가진 지원번호 OO번 OO대학교 OOO입니다. 부모님께서는 늘 열심히 공부해서 나누고 살도록 가르치셨습니다.
또한 초등학교 시절부터 동네 어르신들을 위한 급식봉사와 청소봉사에 저를 함께 데리고 가셨습니다.
이러한 부모님의 가르침은 저 개인만이 아닌 더불어 사는 세상, 그리고 나눔의 기쁨을 아는 사람으로 만들어 주셨습니다. 4년의 대학 생활 동안에도 지역의 아동복지센터와 암 센터에서 제가 가진 재능을 나누며 나눔을 실천 해 왔습니다. OO대학교병원에 입사하여서도 제 도움이 필요한 누군가에게 정성으로, 진심으로 다가서는 그런 책임감 강한 간호사가 되겠습니다.
감사합니다.

Point

공부해서 남 줘라를 듣고 자랐다는 것은 잘못 이해하면 수동적인 사람으로 느껴지게 한다. 내가 누군가를 돕기 위해 스스로 택한 간호사의 길이 아닌, 다른 누군가의 영향으로 미래를 결정되었다는 것이다. 4년의 대학 생활 동안 다양한 대외 활동으로 제가 가진 재능을 나누며 나눔을 실천 해 왔다는 정도로 마무리하기에는 근거가 부족하다. 하다못해 지역의 아동복지센터와 암 센터에서 봉사활동을 했다고 바꾸었다. 앞의 내용이 없다면 구체적으로 어떤 봉사 활동을 어떻게 했는지를 꼭 설명해야 한다.

> **원문**

항상 환자입장에서 생각하는 간호사가 되겠습니다
지원번호 OO번 OO대학교 OOO입니다.
간호사는 환자와의 신뢰감형성이 중요하다고 생각합니다.
저는 실습을 하면서 환자분들께서 작은 일이라도 부탁하거나 질문하시는 내용을 모두 메모장에 적었습니다. 그리고 일일이 찾아서 알려드려 환자분들 사이에서 신뢰감을 얻은 적이 있습니다.
이런 경험을 바탕으로 항상 이해의 마음으로 환자의 말에 귀 기울여 함께 공감하는 간호사가 되겠습니다.
누구보다 열심히 일할 수 있는 제가 서울OO병원의 면접기회를 갖게 되어 참 기쁩니다.
열심히 하겠습니다. 감사합니다.

> 수정

안녕하십니까?
항상 환자입장을 우선으로 생각할 줄 아는 간호사가 되겠습니다.
지원번호 ㅇㅇ번 ㅇㅇ대학교 ㅇㅇㅇ입니다. 간호사는 환자와의 신뢰감 형성이 중요합니다.
저는 지금까지 실습을 할 때면 환자분들의 작은 부탁이나 질문하는 내용을 모두 메모장에 적었습니다. 그리고 일일이 확인하고, 도울 일들을 찾아 드렸습니다. 그랬더니 많은 환자분들이 저를 적극적으로 지지해 주셨고 신뢰한다고 전해주셨습니다. 이런 경험은 환자의 말을 열심히 들어주는 것만으로도 아무 문제없이 간호업무를 즐겁게 해 나갈 수 있게 된다는 자신감을 얻게 해 주었습니다.
서울ㅇㅇ병원에서 환자들에게 가장 인정받는 부지런한 간호사가 되겠습니다. 감사합니다.

Point

항상 메모를 해두었다는 것 하나가 꼼꼼하고 완벽하게 일을 할 수 있을 것이라는 신뢰감을 준다. 마지막에 면접기회를 갖게 되어 기쁘다는 것 보다는 위의 경험처럼 환자들에게 가장 인정받는 부지런한 간호사가 되겠다고 하니 더 멋지게 들린다.

원문

안녕하십니까.
지혜로울 지, 맑은 하늘 민, 맑은 하늘아래 지혜로운 사람. 지원번호 ○○○번 ○○○입니다. 저는 이름에 걸 맞는 사람이 되기 위하여 언제나 최선을 다해 노력합니다.
간호학과 4년간 힘든 순간이 많았지만 열심히 노력하여 매 학기 장학금을 받았습니다.
또한 부족한 점을 보완하기위하여 과대표를 자원하였고, 여러 번의 팀 과제에서 발표자를 맡아 자신감을 향상시켰습니다. 저는 스스로 아직 부족한 점이 많다는 것을 알고 있습니다. 하지만 누구보다 열심히 배울 준비가 되어있습니다.
매 순간 최선을 다하여 서울○○병원 아래 지혜로운 간호사가 되고 싶습니다.
열심히 하겠습니다.

> 수정

안녕하십니까?
지혜로울 지, 맑은 하늘 민, 맑은 하늘아래 지혜로운 사람. 지원번호 ○○○번 ○○○입니다.
저는 제 이름에 부끄럽지 않게 늘 최선을 다하고, 열심히 노력하였습니다. 일 잘하는 간호사가 되기 위해 간호학과 4년간 동안 누구보다 열심히 공부하였습니다. 그리고 매 학기 장학금을 놓치지 않았습니다.
또한 성실성과 친화력을 교수님과 친구들에게 인정받아 과대표 봉사를 하게 되었고, 여러 번의 팀 과제에서는 솔선수범으로 발표자를 맡아 자신감을 향상시켰습니다. 신입으로 병원에 입사하게 된다면 부족한 점이 많을 것입니다.
하지만 누구보다 열심히 공부해서 서울○○병원을 대표하는 자랑스러운 간호사가 되겠습니다.
감사합니다.

Point

간호학과 4년간 힘든 순간이 많았지만 열심히 노력하여 매 학기 장학금을 받았다는 표현보다 일 잘하는 간호사가 되기 위해 간호학과 4년간 동안 누구보다 열심히 공부해서 장학금을 받았다는 것이 더 긍정적인 지원자의 이미지 일 것이다. 과대표 또한 지원했다는 것 보다는 성실성과 친화력을 교수님과 친구들에게 인정받았다는 것이 더 나를 잘 알리는 방법이다.

원문

안녕하십니까.
환자들에게 딸 같은, 손녀 같은 또는 언니 같은 마음으로 다가가겠습니다.
지원번호 OOO번 OO대학교 OOO입니다.
제가 3학년 실습을 할 때는 저로 인해 병동 분위기가 밝아졌다며 환자와 보호자들이 참 좋아해 주셨습니다.
저는 환자들과 함께하는 시간이 저에게 가장 행복하고 많은 에너지를 얻는 시간입니다.
제가 가진 즐거운 에너지와 재능을 더 많이 나눌 수 있다는 사실에 감사했습니다.
제가 행복하면 환자와 보호자까지도 행복해집니다. 서울OO병원에 입사해서도 동기들과 선배님들을 잘 따르며 협력하고 노력하는 간호사가 되겠습니다.

수정

안녕하십니까?
늘 환자들에게 가족 같은 관심과 정성으로 인정받는 간호사가 되겠습니다. 지원번호 ○○○번 ○○대학교 ○○○입니다.
저는 따뜻한 마음과 투철한 봉사 희생정신을 갖고 있습니다.
이런 저의 관심은 3학년 2학기 내과병동 실습을 마칠 때에 빛이 난 적이 있습니다. 저로 인해 병동 분위기가 밝아졌다며 환자와 보호자들이 작은 선물을 해주시고, 많은 칭찬을 해 주셨습니다. 선물은 돌려드렸지만 앞으로 일 잘하는 간호사가 될 것으로 인정해 주신 것 같아서 참 행복했었습니다. 저는 환자들과 함께하는 시간이 가장 행복하고 많은 에너지를 얻는 시간입니다.
제가 행복하면 환자와 보호자들도 행복해 질 것을 알고 있습니다.
서울○○병원에 가장 즐겁게 일 할 수 있는 열심히 노력하는 간호사가 되겠습니다. 감사합니다.

Point

환자들에게 딸 같은, 손녀 같은 또는 언니 같은 이란 뜻은 그냥 가족같다는 말이다. 너무 의미 없게 늘리지 말자. 지원자의 자기소개 핵심 키워드는 따뜻한 마음과 희생정신이다. 핵심 키워드가 인사말에 없다면 이름 뒤에는 바로 붙여서 내가 말하고자 하는 자기소개의 결론부터 지어주고 말을 풀어 나가자.
실습에서 밝아진 병동분위기까지는 과정이다. 작은 선물을 받았다는 것이 결론이라 할 수 있다. 항상 모든 근거에는 칭찬 한 마디라도 결과물을 갖고 마무리 하자.

> **원문**

안녕하십니까
상대방의 마음을 이해해주는 간호사가 되겠습니다. 지원번호 OOO번 OOO입니다.
저는 3학년 1학기에 다양한 사람들과의 소통을 경험하고 글로벌한 마인드를 키우기 위하여 교육부에서 주관하는 2013 글로벌 인턴십 프로그램에 지원하였습니다. 선발기준은 학과, 토익성적을 바탕으로, 영어면접을 통해 선발되었습니다.
한 학기 동안 미국 뉴저지의 Holy Name Medical Center와 Llanfair House에서 실습을 하였습니다.
실습 중, 남편을 그리워하는 환자분을 위로해드렸고 그분은 감사 인사로 저를 꼭 안아주셨습니다. 이를 계기로, 사람 대 사람으로서의 교감의 중요성에 대해 깊이 느끼게 되었습니다.
대학시절에는 룸메이트들과 3년간 기숙사 생활을 하며 상대방을 배려하는 자세를 배웠습니다. 이 경험을 바탕으로 환자, 동료들의 마음을 이해하고 공감하는 간호사가 되도록 노력하겠습니다.
감사합니다.

수정

안녕하십니까?
따뜻한 마음으로 환자들과 동료들에게 인정받는 간호사가 되겠습니다.
지원번호 OOO번 OOO입니다.
저는 항상 노력하고, 배려 할 줄 아는 지원자입니다.
3학년 1학기 때 국적이 다른 다양한 사람들과의 소통을 경험하고, 글로벌한 마인드를 키우기 위하여 교육부에서 주관하는 2013 글로벌 인턴십 프로그램에 지원하였고, 학과성적과 토익, 그리고 영어 면접을 통해 선발되었습니다. 그리고 한 학기 동안 미국 뉴저지의 Holy Name Medical Center와 Llanfair House에서 간호 실습을 하는 행운을 얻었습니다. 특히 돌아가신 남편을 그리워하는 50대 여성 환자분을 적극적으로 케어했던 경험이 있습니다. 문화와 언어는 다르지만 열심히 위로해 드렸고 항상 손 잡고, 포옹해 드렸습니다. 이를 계기로, 사람 대 사람으로서의 교감의 중요성에 대해 깊이 느끼게 되었습니다. 이런 경험들은 환자를 인간적으로 돌봐주고 이해하는데 도움이 될 것입니다.
늘 공부하는 열심히 일 하는 간호사가 되겠습니다. 감사합니다.

Point

같은 내용이나 가장 큰 차이점은 지원자의 첫 인사말에 인용 된 키워드의 차이다. 상대방의 마음을 이해해주는 간호사 정도로 표현하기에는 사례가 일반적이진 않다. 환자들과 동료들에게 인정받는 간호사가 되겠다는 각오로 이야기를 풀어나가도 무난할 정도로 남들과 다른 경험을 갖고 있다. 특히 사람과 사람의 유대감, 즉 라포(Rapport)의 본디 뜻은 스킨십과 터치이다. 수동적으로 환자가 안아주셨다는 것 보다는 내가 손 잡고, 포옹해 드렸다는 것이 더 적극적인 지원자의 모습일 것 이다.

원문

(1) 안녕하십니까

환자의 불편을 내가 먼저 찾는 지원번호 OO번 OO대학교 OOO입니다. 학생간호사로 내과에서 실습을 하던 때 수시로 병실에 가서 환자분들의 상태를 살폈습니다. 그러던 중 당뇨병으로 투병생활 중이시던 한 환자분께서 침상에서 안절부절 하지 못하는 모습을 보았습니다.

환자분께 다가가 상태가 어떤지, 어떤 활동을 하셨는지 물어본 결과 저혈당 증상이라는 것을 알 수 있었습니다. 즉시 옆에 있던 쥬스를 마시게 하고 간호사 선생님께 말씀드려 적절한 조치를 취하였고 환자분의 상태가 더 나빠지는 것을 막을 수 있었습니다. 환자분들이 불편을 호소하기 이전에 내가 먼저 발견하고 불편을 덜어드리는 것이 환자를 위한 간호라 생각합니다. 환자의 문제를 듣기보다 내가 먼저 찾아 해결하는 간호사가 되겠습니다. 감사합니다.

(2) 안녕하십니까

가족의 마음으로 소통하는 예비간호사 지원번호 OO번 OO대학교 OOO입니다. 호스피스 병동에서 긴 투병생활로 지친 환자들에게 작은 도움을 드리고자 매달 봉사활동을 시작 하였습니다. 정서적 지지가 중요하다는 것을 알았고 봉사를 갈 때마다 1일 손녀딸이 되어 손잡아드리고 이야기를 들어 드리며 위로해 드렸습니다. 저에게 이야기를 털어 놓으시면 마음이 무척이나 편해진다고 하시며 영원히 기억하겠다고 하셨습니다. 그들의 마지막 기억 속에 소중한 사람으로 남은 경험은 소통의 중요성을 일깨워주어 저를 준비된 간호사로 성장시켰습니다. 나의 가족을 간호하는 마음으로 환자들과 소통하는 서울OO병원의 간호사가 되겠습니다. 감사합니다.

수정

안녕하십니까?
환자가 어떤 도움이 필요한지 먼저 알아봐줌 해줄 수 있는 예비간호사, 지원번호 OO번 OOO입니다.

3학년 내과 실습 중 당뇨병으로 입원 중이시던 한 환자분께서 침상에서 안절부절 하지 못하는 모습을 보았습니다. 환자분께 다가가 상태가 어떤지, 어떤 활동을 하셨는지 물어본 결과 저혈당 증상이라는 것을 알 수 있었습니다. 즉시 옆에 있던 쥬스를 마시게 하고 선생님께 말씀드려 환자분의 상태가 개선되는 것을 확인했습니다.

또한 호스피스 투병생활로 지친 환자들에게 작은 도움을 드리고자 3학년 때부터 매달 한 번씩 봉사활동을 하고 있습니다. 호스피스 대상자들에겐 무엇보다 정서적 지지가 중요하다는 것을 알게 되었고, 봉사를 갈 때는 하루 동안 친 손녀 딸처럼 안아드리고 이야기를 들어 드렸습니다.

대상자들이 불편함을 호소하기 이전에 내가 먼저 발견하고 해결해드리는 것이 바로 환자를 위한 간호라 믿습니다.

서울OO병원에서 환자들에 대해 가장 큰 관심을 기울일 줄 아는 간호사가 되겠습니다. 감사합니다.

Point

사실 두 가지의 실습경험이 모두 어필 가능할 정도로 좋다. 지원자는 처음 둘 중 하나를 어필하고자 했지만 환자의 도움을 먼저 알아봐줄 수 있는 관찰력과 센스라는 키워드로 볼 때 같이 묶어서 구성할 수도 있어 보인다.

원문

안녕하십니까,

얼굴도 둥글둥글, 마음도 둥글둥글해서 보름달이라는 별명을 가진 지원자 OOO입니다.

제 가장 큰 장점은 남녀노소 불문하고 타인에게 먼저 다가가 미소를 짓게 하는 온도 높은 사교성에 있습니다.

저는 대학교 1학년 1학기 때, 간호학과 1기 과대를 맡아 서먹서먹한 25명의 학과친구들의 친교를 돕기 위해 한 달에 한 번씩 저녁모임을 추진했습니다. 또한 학과에 적응하지 못하는 친구들의 속사정을 경청하며 문제의 실마리를 풀기 위해 함께 노력했기 때문에 지금까지 25명 모두가 서로 돈독한 관계를 유지할 수 있다고 생각합니다.

이러한 저의 장점을 살려 OO대학교 의료원을 찾는 고객들에게 미소를 짓게 하는 간호사가 될 것입니다.

감사합니다.

> 수정

안녕하십니까.
얼굴도 동그랗고, 마음씀씀이도 원만해서 보름달이라는 별명을 가진 지원자 ○○○입니다.
저는 뚜렷한 목표의식과 강한 친화력을 갖고 있습니다. 남녀노소 불문하고 모르는 사람이라도 먼저 다가가 인사를 할 줄 아는 적극적인 커뮤니케이션을 좋아합니다. 이런 저의 장점을 교수님께서 지지해주셔서 대학 입학 후 첫 학기 때 부터 학과의 임원을 맡아 친목과 화합을 책임지는 봉사를 하게 되었습니다. 서먹했던 동기 25명의 관계증진과 학교적응을 돕기 위해 한 달에 한 번씩 저녁모임을 추진했습니다. 또 학과 공부에 적응하지 못하는 친구들의 문제를 풀기 위해 함께 노력했습니다. 그런 노력으로 입학정원 25명 모두가 서로 돈독한 관계를 유지했고, 단 한명의 낙오자 없이 모두 목표한 병원 취업을 앞두게 되었습니다. 이런 저의 경험은 ○○대학교 의료원을 찾는 고객들에게 가장 잘 웃어주고 가장 친절한 간호사가 되는데 큰 도움이 될 것입니다. 열심히 일 하겠습니다.
감사합니다.

Point
25명 모두가 서로 돈독한 관계를 유지했고, 단 한명의 낙오자 없이 모두 목표한 병원 취업을 앞두고 있다는 것은 엄청난 결과이다. 그래서 키워드를 친화력 이 외에 뚜렷한 목표의식을 갖고 있다고 정리했다. 남녀노소 모르는 사람이라도 먼저 다가가 인사를 할 줄 아는 적극적인 커뮤니케이션의 소유자라면 어느 병원이건 양 손 벌려 환영할 신입의 모습이다.

> **원문**

안녕하십니까.
간호계의 박지성을 꿈꾸는 지원번호 OOO번 예비간호사 OOO입니다.
박지성 선수는 두 개의 심장을 가진 대한민국 최고의 축구 스타입니다. 세계 최고의 팀인 맨체스터유나이드 팀의 주전으로 활약하기 위해 그는 단 한 번도 술 담배를 하지 않는 철저한 자기관리와 부족한 체격과 기술을 보완하기 위해 남들보다 두 배 더 뛰는 강인한 체력을 갖고 있습니다. 또한 아시아 빈민들을 위한 나눔과 봉사를 매년 실천하고 있습니다. 저는 이런 박지성선수의 장점과 닮은 점이 있습니다.
세계 유수의 병원들과 함께 하는 OO서울병원의 간호사가 되기 위한 꿈을 일찌감치 갖고 공부하였으며, 군 시절 꾸준한 체력관리로 특급전사에 선발되었고, 축구동아리 활동과 산악자전거 타기를 통해 지치지 않는 체력을 길렀습니다. 또한 조혈모세포 홍보대사 역할을 수행하며 이틀 동안 773명의 기증자를 모았던 값진 봉사활동 경험도 갖고 있습니다. 이러한 저의 경험들을 통해 작은 손길이 세상을 밝고 희망차게 한다는 것을 배웠습니다.
OO서울병원에서 가장 부지런한 남자 간호사가 되겠습니다.
감사합니다.

수정

안녕하십니까?
간호계의 박지성을 꿈꾸는 지원번호 ○○○번 예비간호사 ○○○입니다. 세계 최고의 팀인 맨체스터유나이드 팀의 주전으로 활약한 그는 술 담배를 하지 않는 철저한 자기관리와 작은 체격과 부족한 기술을 보완하기 위해 남들보다 두 배 더 뛰는 강인한 체력을 갖고 있습니다. 또한 아시아 빈민들을 위한 나눔과 봉사를 매년 실천하고 있습니다. 저는 이런 박지성선수의 장점과 닮은 점이 있습니다.
○○서울병원의 간호사가 되기 위한 꿈을 일찌감치 갖고 공부하였으며, 군시절 꾸준한 체력관리로 특급전사에 선발되었고, 축구동아리 활동과 산악자전거 타기를 통해 지치지 않는 체력을 길렀습니다. 또한 조혈모세포 홍보대사 역할을 수행하며 이틀 동안 773명의 기증자를 모았던 값진 봉사활동 경험도 갖고 있습니다. 이러한 저의 경험들을 통해 작은 손길이 세상을 밝고 희망차게 한다는 것을 배웠습니다.
○○서울병원에서 가장 부지런한 남자 간호사가 되겠습니다.
감사합니다.

Point

전반적으로 사례나 목표의식, 포부 등 부족함이 없다. 인사말을 간호계의 박지성이라는 닉네임으로 이해를 도운 것도 아주 좋다. 그리고 나와의 연관성도 아주 잘 풀어나가고 있다. 다만, 내용이 너무 길어 1분을 훌쩍 초과할 것이다. 빼도 되는 단어나 문장을 빼는 작업으로 마무리 되었다.

원문

(1) 안녕하십니까.
성실함! 책임감! 만큼은 백점 만점에 백점인 지원번호 ○○○번 ○○대학교 ○○○입니다.
저는 지난 학기 과대표를 맡아 항상 30분 일찍 등교하여 모든 수업 준비를 미리 해놓았습니다. 과대표를 맡는 동안에도 공부를 소홀히 하지 않았습니다. 그 결과 입학 시 받았던 4년 전액 장학금을 놓치지 않고 꾸준히 수혜 받고 있습니다.
이렇듯 제가 분당○○대학교 병원의 간호사가 된다면 간호사라는 직업의 자긍심을 갖고 맡은 일을 책임감 있게 해내는 간호사가 되겠습니다. 감사합니다.

(2) 안녕하십니까.
항상 따뜻하고 행복한 에너지가 넘치는 지원번호 ○○○번 ○○대학교 ○○○입니다.
진실된 마음은 언제나 통한다고 생각합니다. 3학년 첫 실습 때 병동에 계신 환자 분이 저의 간호에 감동을 받아 고맙다고 돈을 주셨습니다. 돈은 돌려드렸지만 그 때 느낀 뿌듯함은 아직도 생생합니다. 이런 경험을 통해 저의 진실 된 마음이 환자에게 전달된다는 것을 배웠습니다.
제가 분당○○대학교 병원의 간호사가 된다면 환자가 가장 좋아하는 간호사, 동료가 함께 일하고 싶어 하는 간호사가 되겠습니다. 감사합니다.

수정

안녕하십니까?
항상 따뜻하고 행복한 에너지가 넘치는 지원번호 ○○○번 ○○대학교 ○○○입니다.
진실 된 마음은 언제나 통한다고 생각합니다. 교수님과 친구들의 추천으로 간호학과 과대표를 맡았던 학기가 있었습니다. 책임감을 갖고 반 아이들이 열심히 공부하는데 지장이 없도록 항상 30분 일찍 등교하여 모든 수업 준비를 미리 해놓았습니다. 또한 더 열심히 공부를 해서 4년 동안 한 번도 장학금을 놓치지 않았습니다.
3학년 첫 실습 때는 병동에 계신 환자 분이 저의 따뜻한 말투와 환자에 대한 관심에 감동을 받았다며 크게 칭찬을 해 주셨습니다. 이런 경험은 저에게 건강한 에너지를 가진 저의 진실 된 마음이 대상자에게 전달된다면, 환자들이 더 빨리 건강해질 것이라는 믿음을 갖게 하였습니다.
분당○○대학교 병원에서 환자들이 가장 좋아하는 간호사, 그리고 동료들이 함께 일하고 싶어 하는 간호사가 되겠습니다.
감사합니다.

Point

따뜻하고 행복한 에너지, 그리고 진실 된 마음을 결코 다른 성격이 아니다. 지원자의 노력과 부지런함을 그대로 볼 수 있는 사례들이어서 지원자의 장점을 짧지만 많이 나타내고 있다. 마지막부분 환자들이 좋아하는 간호사도 중요하다. 하지만 그 뒤에 있는 동료들이 함께 일하고 싶어 하는 간호사라고 표현한 것은 아주 멋진 엔딩이었다.

> **원문**

안녕하십니까.
경청하는 자세로 소통할 줄 아는, 지원번호 OOO번 OO대학교 OOO입니다.
경청하며 듣는 것은 저의 자랑입니다.
요양병원에서 실습할 때, 한 어르신으로부터 학생은 말을 참 잘 들어준다며 학생과 이야기를 하면 힘이 나고 기분이 좋아진다는 말을 들은 적이 있습니다. 저의 경청하는 자세가 어르신께 위로가 되고 힘이 되었다고 생각합니다.
OO서울병원 간호사로서 환자를 대하거나 동료를 대할 때에도 경청하고 배려하는 자세로 상대방에게 힘이 될 수 있게 노력하겠습니다.
감사합니다.

수정

안녕하십니까?
말하기보다 들어주길 좋아하는 예비간호사, 지원번호 OOO번 OO대학교 OOO입니다.
저는 제 주위 모든 분들과 잘 어울리고 관계를 잘 유지하는 장점을 갖고 있습니다.
우선 부모님과 교수님들께는 예의바르고 인사성이 좋다고 인정하십니다. 저를 적극적으로 지지해주는 친구들도 참 많습니다. 3학년 2학기 노인 병동에서 실습할 때는 한 어르신으로부터 젊은 학생이 말을 참 잘 들어준다며 학생과 이야기를 하고 나면 기분이 좋아진다고 칭찬해주신 적이 있습니다. 아마 제가 만나는 환자들도 그 불편함이나 고통스러움을 이야기 하고자 분들이 많을 것입니다. 저의 이런 경험들을 잘 기억하며 OO서울병원에서 환자입장을 우선적으로 잘 이해하는 인정받는 간호사가 되겠습니다.
감사합니다.

Point

경청한다는 표현보단 말하기보다 들어주길 좋아하는 지원자와 같이 남들이 안 쓰는 표현으로 자기소개를 구성하자. 하루 수백 명의 면접을 치루는 인사담당자의 입장에서는 자기소개 스피치부터 이미 앞에 다른 지원자가 하고 간 자기소개 내용을 그대로 혹은 비슷하게 표현하는 지원자가 매력 있게 보일 리 없다.
긍정적인 사람은 작은 일에도 감사할 줄 아는 지원자, 체력이 강점이라면 시험공부로 2박 3일을 안 자도 끄떡없는 정신력 정도로 바꾸어서 말해 보자. 듣는 사람 입장에서는 말하는 사람이 표현하는 대로만 입력된다.

원문

(1) 안녕하십니까.
지금 이 순간에 최선을 다하는 사람. 지원번호 OO번 OOO입니다.
한 예로 간호학과에 진학한 후 1학년 1학기 학교생활에 충실하지 못하며 방황하고 좌절한 적이 있습니다.
그러나 지난 시간을 후회하며 시간을 낭비하기 보다는 앞으로의 시간에, 지금 이 순간에 최선을 다하자고 마음을 다스렸습니다.
지난 3년 동안 실습과 학과 공부를 병행하며 힘든 순간이 많았지만, 끈기와 노력으로 이겨내어 매 학기 장학금을 받았습니다. 저는 스스로 아직 부족한 점이 많음을 느끼지만 배울 준비가 되어있습니다.
마음가짐으로 매 순간 최선을 다하여 연구하고 노력하는 서울OO병원 간호사가 되고 싶습니다. 잘 부탁드립니다.

(2) 안녕하십니까.
기본기가 충실한 간호사가 되고 싶습니다. 지원번호 OO번 OOO입니다.
1년반 동안 실습을 하면서 "환자의 마음을 우선으로 생각하는 간호사가 되자."고 스스로 다짐했었습니다.
서울OO병원에서의 실습은 저에게 간호에 있어서 가장 중요한 것이 무엇인지 다시 한 번 정확히 일깨워 주는 시간이었습니다. 세 살 버릇 여든까지 간다는 속담처럼 간호에 대한 배움을 바르게 버릇을 들일 수 있도록 서울OO병원에서 배우고 싶습니다. 열심히 배울 마음의 준비가 되어 있습니다. 꼭 서울OO병원 간호사가 되고 싶습니다.

수정

안녕하십니까?
언제나 최선을 다하는 예비간호사. 지원번호 OO번 OOO입니다.
전 아주 열정적인 지원자입니다.
간호학과 3년간 힘든 순간이 많았지만 한 번도 포기하고 싶다는 마음을 가져 본 적이 없습니다.
또한 학과공부와 학습동아리 활동도 열심히 참여하여 매 학기 장학금을 받았습니다.
저는 스스로 아직 부족한 점이 많다는 것을 알고 있습니다.
하지만 임상에 가면 누구보다 열심히 배울 준비가 되어있습니다.
매 순간 최선을 다하여 서울OO병원이 자랑하는 노력하는 간호사가 되겠습니다.
감사합니다.

Point

간호학과에 진학한 후 방황하고 좌절한 적이 있다는 것을 굳이 드러낼 필요는 없다. 그냥 힘든 순간이 많았지만 한 번도 포기하고 싶다는 마음을 가져 본 적이 없다고만 해도 될 것이다. 또한 구체적인 근거가 부족하다. 이 병원이 나를 왜 꼭 뽑아야 하는지 스스로 설득시키려면 아주 근거있는 사례가 있어야 할 것이다.

원문

안녕하십니까?
지원번호 OOO번, OO대학교, 곱셈인생을 살고 싶은 OOO입니다.
'인생은 곱셈이다. 어떤 찬스가 와도 내가 제로면 아무런 의미가 없다.'라는 말이 있습니다.
저는 제로가 아닌, 준비된 예비간호사로 거듭나기 위해 4년간 제 청춘을 바쳐 준비해왔습니다.
식지 않는 열정을 가지고 매 순간 학업에 정진하였고, 사람을 좀 더 폭넓게 이해하기 위해 교육학도 함께 공부하였습니다. 끊임없는 학문추구를 위해 교내 동아리에 가입하여, 부원들과 함께 해부생리학, 병리, 약리학 등을 공부하고, 학회지에 투고할 목적으로 논문도 작성하였습니다.
지금까지 그래왔던 것처럼 앞으로도 저는 미래를 위해 제 자신을 갈고닦을 것이며, 지금은 서울OO병원 취업이라는 찬스를 현재의 저와 곱하여 어떤 어려움에도 굴하지 않는 오뚝이가 되어, 서울OO병원에서 똑 소리나게 일 잘하고, 힘든 일일지라도 열심히, 최선을 다하는 간호사가 되겠습니다.

수정

안녕하십니까?
지원번호 OOO번, OO대학교, 곱셈인생을 살고 싶은 OOO입니다.
'인생은 곱셈이다. 어떤 찬스가 와도 내가 제로면 아무런 의미가 없다.'라는 말이 있습니다.
저는 제로가 아닌, 준비된 간호사로 거듭나기 위해 누구보다 열심히 간호학과 4년 학교생활을 했습니다. 우선 매 순간 학업에 정진하여, 좋은 학점을 유지 할 수 있었습니다. 또한 사람을 좀 더 폭넓게 이해하기 위해 교육학도 함께 공부하였습니다.
끊임없는 학문추구를 위해 간호학습 동아리에 가입하여, 부원들과 함께 해부생리학, 병리학, 약리학 등을 공부하고, 학회지에 투고하기 위해 논문도 작성하였습니다.
지금까지 그래왔던 것처럼 앞으로도 서울OO병원에서 가장 인정받는 간호사가 되기 위해 늘 노력할 것입니다.
그리고 이것이 제 자신만을 위한 노력이 아닌 서울OO병원과 함께 발전하고자 하는 저의 의지입니다.
잘 부탁드립니다.

Point

제 청춘을 받쳐 준비해왔다는 강한 표현보다 누구보다 열심히 간호학과 4년 학교생활을 했다는 정도가 인정받는 간호사가 되기 위한 준비로 아주 적극적으로 간호학생 활동을 했다는 것이 핵심이다.

> 원문

안녕하십니까.
소통의 중심을 꿈꾸는 (글로벌 인재를 꿈꾸는?) 예비간호사, 지원번호 ○○○번 ○○대학교 ○○○입니다.
4년 동안 중국에 거주하였고, 이 시간을 통해 외국어 능력과 타문화에 대한 이해도를 키웠습니다.
병원 실습 중 수술을 앞둔 환자를 간호한 적이 있습니다. 다양한 교육 자료와 충분한 설명을 통해 대상자를 지지하고 불안을 감소시켰습니다.
저의 이런 능력이 외국인 유치실적 1위를 기록한 ○○병원에서 충분히 발휘 될 수 있을 것이라 생각하며, 글로벌 선도병원으로 나아가는 데 보탬이 되도록 노력하겠습니다.
열심히 하겠습니다. 감사합니다.

수정

안녕하십니까?
늘 미리 준비하는 지원번호 ○○○번 ○○대학교 ○○○입니다.
선즉제인, 남보다 먼저 준비하면 남을 이길 수 있다는 말입니다.
우선 영어와 중국어에 대한 소통 능력과 다른 문화에 대한 이해도, 그리고 남다른 적응력을 갖고 있습니다.
저는 4년 동안 중국의 모든 것을 공부하기 위해 ○○○에서 거주한 적이 있습니다. 모든 낯선 환경에 익숙해지기 위해 적극적인 커뮤니케이션과 행동을 하였습니다. 그래서 많은 친구들을 사귀고 즐겁게 적응할 수 있어서, 학교생활도 아주 만족스러웠습니다. 실습 중에는 수술을 앞두고 크게 걱정하는 환자를 위해 믿을만한 자료와 충분한 설명을 통해 대상자를 지지하고 불안을 감소시켰습니다.
저의 이런 장점들이 외국환자 유치실적 1위를 기록한 서울○○병원에 잘 어울릴 것이라 믿습니다.
항상 공부하는 간호사가 되겠습니다. 감사합니다.

Point

어렵지 않은 사자성어를 인용하여 소개를 해 나갔다. 그리고 외국에서의 생활을 설명할 때 그 곳에서 배운 것과 느낀 점을 앞으로 일 할 병원과 간호사의 역무에 관련하여 설명하는 것이 참 중요하다.

> **원문**

안녕하십니까. 지원번호 OO번 OO대학교 OOO입니다.
저는 시계와 같은 사람입니다.
항상 쉬지 않고 끊임없이 움직이는 시계처럼 저도 짧은 시간도 낭비하지 않으며 부지런히 공부해왔습니다. 먼 거리를 통학하면서도 스마트 폰을 보거나 음악을 듣는 대신, 항상 책을 가지고 다니며 책을 읽거나 단어를 외우고는 했습니다. 미리 갖추고 난 뒤 기회가 오면 기다리지 말고 과감히 잡으라는 말처럼 서울OO병원의 간호사가 되어서도 성실히 자기개발을 위해 노력하여 필요한 곳에 준비된 사람이 되겠습니다.
감사합니다.

수정

안녕하십니까?
꼼꼼하고 인사성 밝은 지원번호 OO번 OO대학교 OOO입니다.
저는 시계와 같은 사람입니다.
정확한 시간을 유지하기 위해 언제나 쉬지 않고 끊임없이 움직이는 시계 태엽처럼 서울OO병원의 일 잘하는 간호사가 되기 위해 지금까지 짧은 시간도 그냥 낭비한 적이 없습니다. 또한 언제 어느 장소에서든 꼭 필요한 시계처럼 존재감을 갖고 있습니다. 우선 열심히 공부해서 늘 좋은 학점을 유지했습니다.
또한 먼 거리를 통학하면서도 스마트 폰을 보거나 음악을 듣는 대신, 항상 책을 읽거나 단어를 외웠습니다. 좋은 교우관계를 유지하기 위해 항상 먼저 인사하고, 내 주장을 펼치기보다 늘 들어주길 좋아했습니다. 그래서 졸업 후 임상에 가서도 서로 격려하고 응원해 줄 친구들이 누구보다 많습니다.
서울OO병원에서 가장 일 잘하는 간호사로 인정받기 위해 항상 노력하겠습니다. 잘 부탁드립니다.

 Point

쉬지 않고 끊임없이 움직이는 시계처럼 짧은 시간도 낭비하지 않고 공부해 온 시계 같은 지원자. 결국 그 목표점은 바로 이 병원에서 일 잘하는 간호사가 되기 위함이다. 감성적이진 않지만 그만큼 노력했고 절실하게 이 병원에서 일 해보고 싶다는 어필이다. 다만 너무 전문성만 강조하는 듣기에 따라 인간미가 떨어지는 지원자로 보일 수 있어 좋은 교우관계를 유지하기 위해 항상 노력했다는 점을 덧붙였다.

원문

(1) 안녕하십니까. 환자와 보호자까지 행복하게 하는 예비간호사 수험번호 OOO번 OO대학교 OOO입니다.
"학생은 좋은 병원 가서서 좋은 간호사가 되실 거예요."
제가 아동병동 실습을 할 때 어느 환아 어머니께서 해주신 말씀입니다. 제가 즐겁고 행복하면 환자와 보호자까지도 행복해졌습니다. 환자들과 함께하는 시간은 저에게 많은 에너지를 불어넣어 줍니다. 실습 외에도 OO림 아동원에서의 봉사를 통해 제가 가진 재능을 더 많이 나눌 수 있다는 사실에 감사했습니다. 이처럼 분당OO대학교병원에 입사하여서도 매일매일 활기차고 적극적으로 간호하겠습니다.
환자들이 편안하고 행복한 환경에서 치료받아 건강해질 수 있도록 최선을 다하겠습니다. 감사합니다.

(2) 안녕하십니까. '빨리 가려면 혼자 가고 멀리 가려면 함께 가라.'라는 말이 있습니다.
분당OO대학교병원의 일원이 되어 세계 의료 표준을 선도하는 길을 함께 할 예비간호사 수험번호 OOO번 OO대학교 OOO입니다. 저는 다복한 가정에서 4자매 중 셋째로 자라났습니다. 어려서부터 아버지께서는 저희 중 한 명이라도 잘못된 일을 하면 공동의 책임으로 물으시고 함께 그 일을 해결하게끔 하셨습니다. 그런 아버지의 교육 덕분에 저는 개인이 아니라 공동체에 이익이 되는 것이 무엇일지를 먼저 생각하게 되었습니다. 혼자가 아니라 여럿이서 함께 가는 길이 더 즐겁고 든든하다는 것을 알기 때문입니다. 이처럼 분당OO대학교병원에 입사하여서도 동료와 선배님들과 다른 의료인들과 협력하여 간호하겠습니다. 감사합니다.

수정

안녕하십니까?
빨리 가려면 혼자 가고 멀리 가려면 함께 가라는 말이 있습니다. 지원번호 ○○○번 ○○대학교 ○○○입니다.
저는 다복한 가정에서 4자매 중 셋째로 자라났습니다. 어려서부터 아버지께서는 저희 중 한 명이라도 잘못된 일을 하면 공동의 책임으로 물으시고 함께 그 일을 해결하게끔 하셨습니다. 그런 아버지의 교육 덕분에 저는 개인보다는 공동체를 위한 것이 무엇인지를 먼저 생각하게 되었습니다.
제가 3학년 실습을 할 때는 저로 인해 병동 분위기가 밝아 졌다며 환자와 보호자들이 참 좋아해 주셨습니다. 저는 환자들과 함께하는 시간이 저에게 가장 행복하고 많은 에너지를 얻는 시간입니다. 제가 가진 즐거운 에너지와 재능을 더 많이 나눌 수 있다는 사실에 감사했습니다.
분당○○대학교병원에 입사해서도 동기들과 선배님들을 잘 따르며 협력하고 노력하는 간호사가 되겠습니다.
감사합니다.

Point

아버지의 교육관은 혼자가 아닌 전체의 책임이었다. 요즘 병원들의 팀 책임 간호 환경과 동일하다. 이것은 4남매 중 셋째이기에 알 수 있는 공동체 의식이자 배려심이 꼭 필요한 여건의 설명이다. 지원자에 따라 가족이나 형제관계 등을 잘 활용하면 그것만으로 4년간 기숙사에서의 공동체생활을 무리 없게 했다는 것보다 더 신빙성이 있을 수 있다. 여기에 지금도 가족들과 함께 정기적으로 무엇인가를 한다는 것 정도를 넣어준다면 더 좋은 점수를 받을 수 있다.

원문

안녕하십니까? 국제적 수준에 걸맞게 준비된 지원자 기호 OOO번 OOO 입니다.

제가 OO병원에 지원하게 된 이유는 2015년 OO진료센터가 완공 예정이라고 알고 있습니다. 저는 국제화를 선두로 하는 OO병원에 적합하기에 지원하게 되었습니다.

어린 시절부터 필리핀으로 유학을 가서 고등학교부터 대학교까지 공부를 할 기회가 있었습니다. 처음부터 간호사의 꿈을 가지고 나갔기에 간호대학으로 진학하게 되었습니다. 하지만 졸업 후 내가 태어나고 자란 한국에서 간호사가 되어 한국인으로써 자긍심을 높이고 싶었기에 한국으로 다시 돌아와 OO대학교에 편입하게 되었습니다. 2년 동안 한국대학 생활을 하며 저의 장점인 좋은 친화력으로 한국친구들과 스스럼없이 친하게 되었고 한국에도 잘 적응하게 되었습니다. 또한 동기들보다 2살이 많지만 아이들과 거리낌 없이 잘 지낼 수 있었습니다.

저는 긍정적인 마인드와 빠른 적응력, 창의성을 저의 장점이라고 생각합니다. 낯선 환경인 필리핀에서도 잘 적응하여 그 나라의 문화와 언어를 습득할 수 있었으며, 친구들도 많이 사귀어 지금까지도 연락을 하고 지냅니다. 또 O년 동안 자취를 하면서 혼자 스스로 문제를 극복해 나아가는 능력을 기를 수 있게 되었습니다. 외국대학과 한국 대학의 지식이 있으므로 항상 끊임없이 노력하고 탐구하여, 최고수준의 간호사로써 OO병원에 기여하고 싶습니다.

긍정적인 마인드로 환자들에게 감동을 줄 수 있는 최상의 간호를 제공해 주겠습니다.

수정

안녕하십니까? OO병원의 일원이 되기 위해 국제적 견문과 어학실력으로 무장된 예비간호사 지원번호 OOO번 OOO입니다.
어려서부터 간호사이신 어머니의 영향을 많이 받았습니다. 늘 도움이 필요한 사람에게 나누고 도와주는 활동이 자연스러웠습니다. 저는 이 활동을 외국에서 다른 나라 친구도 사귀고 영어공부도 하면서 더 큰 나눔을 실천하는 꿈으로 키우고 싶었습니다.
또한 글로벌한 리더로 키우고 싶어 하시는 부모님의 이해와 맞아 고등학교부터 대학교까지 필리핀에서 유학을 갈 수 있는 기회가 생겼었습니다. 특히 어머니를 보고 자란 저는 어려서부터 간호사의 꿈을 가졌고 필리핀에서 간호대학을 진학하게 되었습니다. 제 장점인 눈치 빠른 센스와 친화력으로 적응하는데 큰 문제가 없었고, 학기 내내 개근상과 성적 우수상으로 받았습니다. 그리고 졸업 후 모국에서 가장 일 잘하는 간호사로 인정받기 위해 OO대학교에 편입하게 되었습니다.
이제는 OO병원에서 누구보다 열심히 노력하는 부지런한 간호사의 모습을 보여드리겠습니다. 열심히 하겠습니다. 감사합니다.

Point

자기소개 인사말의 지원번호와 이름 사이 학교명은 어느 병원에 지원하느냐에 따라 말할 수도 있고, 말을 안 하는 것이 나을 수도 있다. 특히 학교명이 새로 바뀌거나 신설된 경우에는 학교를 소개하는 정도의 준비도 필요할 것이다. 지원자가 필리핀으로 유학을 간 것에 대한 배경설명이 부족하기에 다른 나라 친구도 사귀고 영어공부도 하면서, 글로벌한 리더로 키우고 싶어 하시는 부모님의 이해와 맞아 떠나게 되었다고 부수적인 설명을 붙여 놓았다. 항상 면접관이 지원자의 답변에 궁금점이 생겨 관련된 질문을 계속하게 만들지는 마라. 역시 눈치 없는 지원자다.

원문

안녕하십니까.
목표의 성취는 또 다른 목표의 출발점이 되어야 합니다.
매 순간 출발점에 서 있는 지원자, OOO입니다. 제가 추구하는 간호사상은 누구에게나 인정받는 간호사입니다.
인정받는 간호사가 되기 위한 역량을 키우기 위해 저는 두 가지의 노력을 했습니다.
첫 번째, 미국 캘리포니아 주립대학교에서의 4주간의 간호 프로그램을 이수하였습니다. 저는 낯선 환경에서의 적응력을 키워나갔고 이론 수업에서도 공부를 늦추지 않았습니다. 이러한 노력 끝에, 결과 보고회에서 최우수상을 수여받았습니다.
두 번째로, 저는 소통하는 법을 키웠습니다. 간호학과 학회와 클래식 기타 동아리 및 학습 동아리를 통하여 구성원과의 협업이 공동 목표를 성취로 이끈다는 것을 알게 되었습니다. 고객과 동료에게 신뢰와 인정을 받고, 저 스스로도 자랑스러운 OO병원의 간호사로 성장할 저는 지원자 OOO입니다. 감사합니다.

> 수정

안녕하십니까? 제가 좋아하는 일에 대한 확실한 목표의식을 갖고 있는 지원자 지원번호 ○○○번 ○○○입니다.
저는 서울○○병원의 구성원 모두에게 인정받는 간호사가 되고 싶습니다. 일 잘 하는 간호사로써의 역량을 키우기 위해 대학시절 많은 노력을 했습니다. 성실함과 밝은 이미지로 교수님께 인정받아 3학년에 학교대표로 미국 캘리포니아 주립대에서 4주간 간호임상 프로그램을 이수하였습니다. 낯선 환경에서 적응력을 키워 나갔고 이론 수업에서도 열심히 공부했습니다. 이런 노력으로 결과 보고회에서 최우수상을 수여받기도 했습니다. 또한, 간호 학회와 학습 동아리 활동에서 구성원과의 협업 작업으로 결과물을 많이 이루어 냈습니다. 구성원 모두가 마음을 합쳐야만 공동의 목표를 이루어 낸다는 평범한 진리도 다시 깨닫는 계기가 되었습니다.
저는 우선 고객과 동료들에게 일 잘하고 열심히 노력하는 간호사로 인정받겠습니다. 그리고 서울○○병원이 자랑스러워하는 의료인으로 성장할 것 입니다. 자신 있습니다. 감사합니다.

Point

목표의 성취는 또 다른 목표의 출발점이 되어야 한다는 것은 듣고 이해하기에 어렵다. 목표의식이 뚜렷한 것을 설명하는 것이기에 간단히 제가 좋아하는 일에 대한 확실한 목표의식을 갖고 있는 지원자로 바꾸었다. 말하기 쉬운 스피치가 듣는 사람도 쉽게 이해 할 수 있는 좋은 스피치이다. 단순히 교수님께 인정받아 학교 대표로 미국 캘리포니아 주립대에서 4주간 간호임상 프로그램을 이수했다면 그냥 그랬을 것이다. 그러나 열심히 공부해서 결과 보고회에서 최우수상을 수여받았다고 결과물을 설명한다면 점수를 확실히 줄만한 매력이 생긴 것이다.

원문

안녕하십니까?
언제나 스마일 걸 지원번호 OOO번 OO대학교 예비 3기 졸업생 OOO입니다.
저는 이름이 잘 어울리는 사람입니다.
실습을 할 때마다 환자와 보호자, 선생님들께서도 웃으며 다가와 미소가 참 잘 어울린다고 칭찬을 많이 해주셨습니다. 웃음은 전염된다는 말이 있듯이 슬픔에 잠겨있는 환자들에게 밝은 미소를 되찾아주며, 다른 의료진들과도 즐겁게 일할 수 있는 사람이 되겠습니다. 항상 꿈꿔왔던 서울OO병원에서 면접을 보게 되어 정말 행복합니다. 최고의 인재들이 모여 세계 수준의 간호를 펼치는 이곳 서울OO병원에서 저도 성장하고 싶습니다.
감사합니다.

수정

안녕하십니까?
환자의 이름을 가장 잘 외우고 먼저 인사하는 간호사가 되겠습니다.
지원번호 OOO번 OO대학교 OOO입니다. 저는 제 이름과 참 어울리는 사람입니다.
대학시절 실습을 할 때마다 최소 30분전에 도착해서 먼저 인사드리고 실습준비를 꼼꼼하게 했습니다.
덕분에 환자와 보호자 선생님들께서 이름처럼 잘 웃어서 이쁘고 부지런하다며 칭찬을 많이 해 주셨습니다.
최고의 인재들이 모여 세계수준의 간호를 펼치는 서울OO병원에서 환자들에게 가장 인정받는 일 잘하는 간호사가 되겠습니다.
열심히 하겠습니다.

Point

이름과 같이 잘 웃고, 환자들에게 미소를 찾게 도와준다는 과정 외에 결과물이 없다. 근거부족이다. 최소한 환자와 보호자 선생님들께서 잘 웃어서 예쁘고, 부지런하다며 칭찬을 많이 해 주었다는 칭찬 한 마디의 결과물이라도 어필해야만 면접관 입장에서 조금이나마 믿을 수 있게 될 것이다.
사실 잘 웃는다는 것은 큰 매력은 없다. 긴장된 면접 상황에서 입 꼬리가 내려가지 않고 어려운 질문이라도 웃으며 면접에 임하는 사람이 잘 웃는 사람이다. 스피치로는 잘 웃는 사람이라고 하면서 면접에서 긴장하고 웃지 못 한다면, 잘 웃는 지원자라는 키워드는 사실 위험한 것이다.

원문

안녕하십니까

동료들에게 인정받고 환자들에게 신뢰받는 간호사가 되겠습니다.

지원번호 OOO번 OOO입니다. 저는 책임감이 강한 사람입니다.

교수님과 친구들 관계에서도 전폭적인 신뢰를 받고 있습니다. 올해 저희 학년은 간호교육 인증평가를 받기 위해 핵심간호술기 20가지를 열심히 연습하였습니다. 술기시간에 열심히 연습하는 자세로 교수님께서 참 꼼꼼하며 열심히 잘 하는구나 라는 말씀을 들었습니다. 그리고 친구들과의 약속도 잘 지키고 팀 과제를 수행할 때 적극적인 태도에 호평을 받았었습니다. 이런 저의 장점을 살려 끝없이 도전하고 신뢰 받는 잘하는 간호사가 되겠습니다.

감사합니다.

수정

안녕하십니까?

동료들에게 인정받는 간호사가 되겠습니다. 지원번호 OOO번 OOO입니다.

저는 책임감이 강한 사람입니다. 교수님과 친구들 관계에서도 전폭적인 신뢰를 받고 있습니다.

올해 저희 학년은 간호교육 인증평가를 받기 위해 핵심간호술기 20가지를 열심히 연습하였습니다. 술기시간에 열심히 연습하는 자세로 교수님께서 참 꼼꼼하며 열심히 잘 하는구나 라는 칭찬을 들었습니다. 또한 동료 팀원들과의 약속도 잘 지키며, 팀 과제를 수행하여 호평을 받았었습니다.

늘 인정받기 위해 노력하며, 최고의 임상 간호사가 되겠다는 목표의식이 뚜렷한 저의 장점을 살려, 환자와 보호자, 그리고 동료들에게 일 잘하기로 소문난 간호사가 되겠습니다.

감사합니다.

Point

교수님의 말씀을 칭찬으로, 친구들과의 약속은 팀 동료들과의 약속으로 표현을 바꾸었다. 그리고 이런 과정들이 결국은 최고의 임상 간호사가 되겠다는 목표의식이었다는 정도의 문구를 넣으니 더 장점이 멋지게 보인다.

원문

안녕하십니까
마음의 문을 여는 열쇠를 지닌, 예비간호사 OOO입니다.
매번 실습 첫 날에는, 정해진 팀에서 배정받은 환자의 목록을 보고 한 분 한 분 찾아가 이름을 부르고 인사를 드렸습니다. 또한 실습시간 중 관찰 시간 이외에는 항상 환자분들에게 찾아가 소통하려 노력했습니다.
'지금처럼 항상 웃음을 잃지 않고 환자에게 먼저 다가가는 좋은 간호사가 되라.'는 내용의 편지를 받기도 했습니다.
서울OO병원에서도 환자뿐만 아니라 동료 및 의료진들의 마음을 얻는 간호사가 되겠습니다.
감사합니다.

수정

안녕하십니까?
마음의 문을 여는 열쇠를 지닌, 예비간호사 지원번호 OO번 OOO입니다.
저는 사람에 대한 관심도 많고 정성을 기울일 줄 아는 지원자입니다.
매번 실습 때마다 첫 날에는 꼭 정해진 팀에서 배정받은 환자의 목록을 보고 한 분 한 분 찾아가 인사를 드리며 이름을 바로 외웠습니다. 또한 실습시간 중 관찰 시간 이외에는 항상 환자분들에게 찾아가 불편한 곳은 없는지, 또 제가 도와드릴 작은 일이 없는지를 찾았습니다. 환자에게 적극적으로 다가 서려는 저의 노력으로 '지금처럼 항상 웃음을 잃지 않고 환자에게 먼저 다가가는 좋은 간호사가 되라.'는 내용의 감사 편지를 받기도 했습니다.
서울OO병원에서 환자와 동료들에게 가장 마음을 잘 얻는 간호사가 되겠습니다.
감사합니다.

Point

한 분 한 분 찾아가 이름을 부르고 인사를 드렸다면 이름을 바로 외우기 위해 노력했다 정도를 추가하면 더 적극적이고 노력하는 모습으로 인정될 것이다. 또한 항상 환자분들을 찾아가 소통하려 노력했다는 부분도 구체적으로 어떤 노력을 했는지를 상세하게 설명해야만 그 과정이 지금처럼 항상 웃음을 잃지 않고 환자에게 먼저 다가가는 좋은 간호사가 되라는 편지를 받았다는 결과물로 이해 될 것이다.

> 원문

안녕하십니까?
가치 있는 간호사가 되는 꿈을 갖고 있는 지원자 OOO입니다.
첫째로서 동생에게 배려를 일삼고 대학 4년간의 공동생활을 통해 타인을 생각하는 배려심을 키웠습니다.
또한 어릴 적부터 주말마다 등산과 수영을 하여 지금은 3교대도 거뜬한 체력을 가지고 있습니다. 저의 강인한 체력을 바탕으로 대상자에게 귀 기울이는 간호사가 되겠습니다.
감사합니다.

> 수정

안녕하십니까?
가치 있는 간호사가 되겠습니다. 지원번호 OOO번 지원자 OOO입니다.
저는 배려심이 강한 사람입니다.
첫째로써 맞벌이하는 부모님을 도와 동생을 잘 돌보았습니다. 또한, 2년간의 기숙사 공동생활도 즐겁고 무리 없게 잘 보냈습니다. 그리고 어릴 적부터 주말이면 꼭 가족들과 함께 등산과 수영을 하면서 공동체의식을 키웠습니다.
이런 저의 배려심과 책임의식으로 누구보다 대상자의 이야기를 잘 들어줄 수 있는 간호사가 되겠습니다.
잘 부탁드립니다.

 Point

키워는 배려심이다. 이 안에 공동체의식과 체력이 함께 들어가 있다. 어릴 적부터 주말마다 등산과 수영을 하여 지금은 3교대도 거뜬하다는 체력만을 설명한다면 내용이 따로 놀 수도 있었으나 그 과정을 가족들과 함께했다고 설명 한다면, 가족 화합을 위해 내가 희생하고 배려했다는 점에서 내용이 참 부드럽고 좋다.

원문

안녕하십니까?
일찍 일어나는 새가 벌레를 잡아먹습니다. 일찍 일어나는 OOO입니다.
대학 생활 동안 지각과 결석 없이 항상 한 시간씩 일찍 학교에 갔습니다.
그 시간 동안 전공 공부 예습, 영어공부를 하였습니다.
이런 저의 성실함을 바탕으로 강북OO병원에서 부지런히 일하는 간호사가 되겠습니다.
감사합니다.

수정

안녕하십니까?
성실함과 끈기로 인정받는 지원자, 지원번호 OOO번 OOO입니다.
저는 간호학과 4년 내내 한 시간씩 일찍 등교하였습니다. 그리고 전공 공부 예습과 영어공부를 매일 철저하게 했습니다. 또한 주말이면 등산과 수영을 하였습니다. 그러면서 꾸준함과 체력을 길렀습니다.
이런 저의 성실함은 학창시절 목표한 영어점수를 달성하기위해 꾸준히 노력했던 결과로도 확인할 수 있습니다. 저는 이만큼 제가 좋아하는 일에 대한 스스로의 책임감이 강한 사람입니다.
이런 제 장점으로 함께 일 하는 동료들과 대상자들에게 신뢰를 줄 수 있는 간호사가 되겠습니다.
감사합니다.

Point

전반적으로 1분 자기소개로 쓰기에는 내용이 너무 부족하다. 전체 6~7문장으로 구성하고, 스피치 시간으로 40초 정도로 만드는 것이 가장 좋다. 일찍 일어나는 새라는 닉네임 사용은 간호사면접에서는 부적합한 비유다. 얼마나 준비 된 지원자인가 어필하면서는 과정만 말 하지 말고, 매일 꾸준히 노력했던 영어점수의 결과로도 확인할 수 있다는 표현, 즉 어떤 변화나 데이터를 갖게 되었는지를 꼭 어필해라.

> 원문

안녕하십니까?
들어주는 것을 즐거움으로 하자. 지원자 OOO입니다.
한 달 동안 어린이 뮤지컬 스텝으로 일하면서 아이들의 말과 어른들의 말 두 가지를 모두 들었습니다.
듣는 것만으로도 불만이 해결되는 일도 있었습니다. 듣는 것이 얼마나 중요한지 알 수 있는 시간이었습니다.
언제나 환자를 위해 귀 기울이는 간호사가 되겠습니다.
감사합니다.

수정

안녕하십니까?
한마디 말 보다 듣기에 자신 있는 지원자. 지원번호○○○번 ○○○입니다. 대학시절 어린이 뮤지컬 스텝으로 일 한 적이 있습니다. 공연시간이 다가오면 정신 없이 진행되는 티켓판매와 입장, 좌석배치 등의 업무를 하였습니다. 이 때 저는 수많은 컨플레인과 소통단절을 경험하게 되었습니다. 그리고 사람관계에서 가장 중요한 것이 한번 듣고, 또 들어줄 수 있는 노력이라는 것을 깨닫게 되었습니다.
환자와 보호자, 그리고 동료들을 위해 항상 귀 기울이는 간호사가 되겠습니다.
감사합니다.

Point

상세한 아르바이트 업무내용을 설명해야 면접관의 이해도를 높일 수 있다. 또한 그 상세한 업무내용이 앞으로 펼쳐질 병원생활 혹은 간호사업무와 어떤 관련이 있는지를 어필해야 한다. 그리고 신입간호사 면접에서 환자, 보호자와의 관계도 중요하지만 동료들과의 소통, 화합도 강조해야 좋은 점수로 평가 받을 수 있다는 것을 잊지 말자.

원문

안녕하십니까?
도움이 필요한 사람을 돕는 것을 천직으로 믿는 지원자 OOO입니다.
꽃동네로 수학여행을 갔을 때 고맙다고 웃는 아이들의 모습을 잊지 못하였습니다.
미래를 꿈꾸며 도움을 주고 나누는 것이 의미 있다고 생각하였습니다.
아이의 웃음을 잊지 않으며 미래를 사는 간호사가 되겠습니다.

수정

안녕하십니까?
마음까지 보듬을 수 있는 간호사가 되겠습니다. 지원번호 ○○○번 지원자 ○○○입니다.
저는 간호사가 천직이라 믿습니다.
고등학교시절 음성꽃동네로 수학여행을 갔을 때 처음 누군가를 돕는 기쁨을 알게 되었습니다. 종일 함께했던 장애인 아이들의 웃음을 잊지 못합니다. 그래서 세상에 가장 의미 있는 일이 봉사와 희생이라 생각하게 되었습니다.
그리고 그런 저의 의지를 잊지 않고자 간호대학시절도 틈틈이 지역 요양병원시설을 찾아 발마사지와 안마 등의 작은 봉사활동을 지금까지 이어오고 있습니다.
앞으로도 이런 초심을 잃지 않는 서울○○병원에서 가장 열심히 일하는 간호사가 되겠습니다.
감사합니다.

Point

수학여행에서의 경험을 더 구체적으로 표현할 필요가 있었다. 또한 고등학교 경험만으로 지금의 나를 소개할 수는 없다. 항상 가장 최근의 내 모습도 함께 언급해야 한다. 그래야 더 신뢰가 있는 표현이다.

원문

안녕하십니까.
긍정 에너지로 주위 사람에게 행복을 전하겠습니다. 지원번호 OOO번 OOO입니다.
긍정적이고 행복하게 빛나는 사람은 자신뿐만 아니라 타인까지도 빛나게 할 수 있다고 합니다.
2학년 때 첫 실습을 나간 병동의 환자분께 "학생은 항상 밝아. 덕분에 보는 나도 기분이 좋아져."라는 말을 들었습니다. 이 말을 계기로 주위 사람들을 밝게 만들어주는 간호사가 되어야겠다고 생각하게 되었습니다.
늘 어떤 상황에서도 긍정적으로 생각하며 일을 하면서 받을 여러 가지 갈등을 이겨내겠습니다.
주위 사람들의 행복에 기여하는 간호사가 되겠습니다.
감사합니다.

수정

안녕하십니까?
항상 좋은 에너지가 넘치는 지원자, 지원번호 OOO번 OOO입니다.
저는 늘 행복한 사람입니다. 2학년 첫 실습을 나갔을 때 병동의 환자분들이 항상 밝고 잘 웃는다고 칭찬을 많이 해주셨습니다. 그리고 저의 이런 모습들이 아픔과 실의에 빠져있는 환자들에게 곧 건강해 질 수 있다는 희망과 격려가 될 수 있다는 것을 깨달았습니다. 물론 실습과는 다르게 정식 간호사로 근무하면서 어려운 일이 있을 것입니다.
하지만 실습에서 배운 데로, 제가 어떤 마음으로 환자들을 대하느냐가 제 간호사 생활에 가장 중요한 과제인 것을
알고 있습니다. 항상 긍정적으로 생각하면서 이겨 나가겠습니다.
잘 부탁드립니다.

Point

나는 행복한 사람입니다 라고 먼저 밝혔다. 면접관을 배려하는 스피치이다. 면접관으로 하여금 왜 그렇게 자기를 표현했는지 궁금하게 만드는 효과가 있다. 따옴표(" ")의 표현을 말로 전하는 것은 힘든 표현이다. 면접자리에서 성대모사를 할 순 없으므로 그냥 풀어서 말하도록 하자.

> 원문

안녕하십니까?
소통하는 예비 간호사 지원번호 OOO번 OOO입니다.
저는 대학교 3년 동안 스피치 동아리에서 소통에 대해 공부했습니다.
그 결과 처음 보는 사람들과도 대화를 통해 친밀한 관계를 유지할 수 있었습니다. 동아리에서 여러 주제에 대해 발표하고 토론하면서 다른 사람들의 의견을 듣고 수용하며, 저의 의견을 효과적으로 말하는 법을 배웠기 때문입니다.
이를 바탕으로 병원에서 발생하는 동료들과 환자, 보호자와의 다양한 상황을 원활하게 해결 할 수 있을 것입니다. 열심히 하겠습니다.
감사합니다.

수정

안녕하십니까?
소통하는 법을 열심히 공부하고 있는 예비간호사, 지원번호 OOO번 OOO입니다.
저는 대학시절 3년 동안 스피치 동아리 활동을 열심히 하였습니다.
다양한 주제를 갖고 내 생각을 발표하고, 토론을 통해 다른 사람들의 의견을 수용하고 효과적으로 대처하는 방법을 알아갔습니다. 그리고 실습 때 환자들과 보호자들을 만나 보면서 제대로 활용해 보았습니다.
상대의 입장을 먼저 들어주고 어떻게 배려할 것인지 생각하고, 환자의 질문은 꼭 한 번 따라서 확인 해주는 등의 노력을 했습니다. 덕분에 짧은 시간이지만 누구보다 친밀한 관계를 유지할 수 있는 장점을 갖게 되었습니다.
서울OO병원에서도 환자들과 보호자, 그리고 동료 의료진들과 가장 적극적으로 소통하는 간호사가 되겠습니다.
잘 부탁드립니다.

Point

동아리에서 배운 것이 무엇이고, 실습에서 어떻게 활용 될 것인지가 구체적으로 나와야 한다. 기본적으로 스피치 동아리라 함은 간호사의 듣고, 말하는 기본 능력과 밀접하기에 꽤 괜찮은 동아리 활동으로 보인다. 또한 배운 것을 바로 실습에서 활용했다는 사례도 역시 잘 표현되었다.

> 원문

안녕하십니까.
누구보다도 환자와 잘 소통할 수 있는 지원자 OOO입니다.
저는 어릴 적 소아 천식이 있었고, 1년마다 이어진 가족들의 사고로 환자로서, 보호자로서 많이 있었습니다.
그렇기 때문에 누구보다 그 마음을 이해할 수 있기 때문에 잘 소통할 수 있게 되었습니다.
첫 실습지에서 만났던 환자분이 제 손을 잡으며 당부했습니다.
"변하지 말고, 지금처럼 얘기 잘 들어주고 따뜻하게 대해 달라"고 했습니다.
그 당부처럼 늘 환자뿐 아니라 동료 간호사에게도 귀 기울이며 따뜻한 소통을 하는 간호사가 되겠습니다.
감사합니다.

수정

안녕하십니까.
누구보다 환자의 마음을 이해할 수 있는 예비간호사, 지원번호 OOO번 OOO입니다.
제가 첫 실습을 나갔을 때 지금처럼 얘기 잘 들어주고, 환자들에게 따뜻하게 대해주는 간호사가 되어 달라고 당부해 주시던 환자분이 계셨습니다. 어릴 적 직접 병원에 입원한 적도 있었고, 가족들의 입원으로 보호자로도 있었던 경험도 있었습니다. 그렇기에 누구보다 환자와 보호자의 마음을 이해할 수 있습니다.
특히 간병 스트레스와 환자의 상태가 나아지지 않을 때의 절망감은 그 어떤 고통과도 비교 할 수 없었습니다. 마치 제 가족의 일처럼 함께 아파하되 늘 긍정과 희망을 전해 줄 수 있는 간호사가 될 자신 있습니다.
저의 이런 경험들로 늘 환자와 보호자 그리고 동료들의 말 한마디에도 귀 기울일 줄 아는 간호사가 되겠습니다.
항상 따뜻하게 소통 하는 간호사가 되겠습니다.
감사합니다.

Point

어려서부터 병원 생활을 많이 해보고, 병원을 잘 안다고는 하지만 지원자 본인의 건강에 이상이 있었다는 구체적인 사례는 빼는 것이 좋다. 간호사 업무에 있어 강한 체력과 건강한 심신이 가장 중요하기 때문이다.

> 원문

안녕하십니까
수시로 메모하고, 검토하는 습관을 가진 지원번호 〇〇〇번 '꼼꼼이' 〇〇〇 입니다.
초등학교, 중학교 시절 주변으로부터 덜렁거린다는 이야기를 종종 들었습니다. 저는 "꼼꼼이"로 거듭나기 위해 고등학교 때부터 수업내용, 일상생활의 중요 사항을 수시로 기록하고, 확인하는 습관을 길렀습니다. 그 결과 지금의 저는 친구들과 교수님들께 평소 '꼼꼼하다'는 이야기를 자주 듣고 있습니다.
간호사는 간호 수행에 있어 꼼꼼하게 확인에 확인을 거듭해야 한다고 생각 합니다.
저는 예비 간호사로서 꼼꼼히 간호를 수행하는 간호사가 되겠습니다.
잘 부탁드립니다.

수정

안녕하십니까
항상 메모하는 습관을 가진 꼼꼼이, 지원번호 ○○○번 ○○○입니다.
제 별명은 꼼꼼이입니다. 학교에서 수업내용이나 일상생활의 중요사항을 항상 기록하고 자주 확인하는 습관을 갖고 이기 때문입니다. 저의 이러한 습관이 병원 실습 동안 큰 힘을 발휘하였습니다. 날짜별로 꼼꼼하게 적어놓은 수첩으로 케이스 발표도 수월하게 할 수 있었고, 실습점수도 잘 받을 수 있었습니다.
환자들의 사소한 컨플레인도 소홀히 하지 않고 반영할 수 있는 서울○○병원에서 가장 프로페셔널한 간호사가 되겠습니다.
감사합니다.

Point

자기소개에 덜렁거린다는 예전의 단점을 먼저 알릴 필요는 없다. 날짜별로 꼼꼼하게 적어놓은 수첩으로 케이스 발표도 수월하게 할 수 있었고, 실습점수도 잘받을 수 있었다고 까지 결과물을 말하니 흠잡을 때 없이 짧지만 강한 임팩트를 가진 멋진 자기소개다.

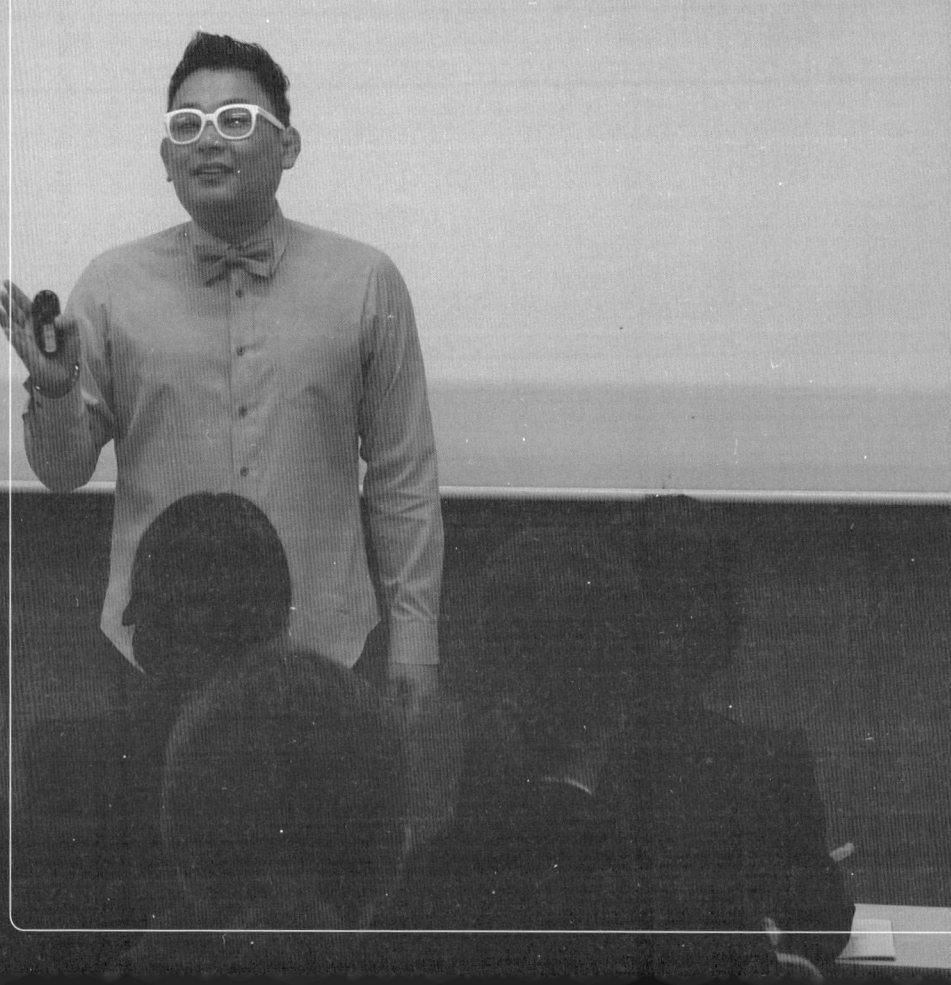

대학병원
면접 기출문제
140선

본 자료는 최근 3년간 삼성서울병원, 서울아산병원, 서울대병원 등 수도권 소재 15개 상급종합병원 신입 간호사 면접에 나왔던 140개 질문과 좋은 점수가 예상되는 답변 tip을 함께 제공합니다.

◆ 의학용어

01 NPO의 Fullterm과 수술 전 NPO를 하는 이유는?

> **Answer**
>
> NPO의 fullterm은 None Per Oral입니다. 즉, 입으로 어떤 음식도 들어가게 해서는 안된다는 말을 뜻합니다.
>
> 수술 전에 금식을 하는 이유는 수술시 환자가 오심 구토를 발생시켜 흡인성 폐렴등으로 인한 부작용을 미연에 방지하기 위해서입니다.

 Tip
수술 전 금식에 관한 질문은 아주 기본적인 의학용어의 숙지를 확인하기 위함이다. 정확히 알고 덧붙여 이 질문의 답에 나오는 흡인성 폐렴에 관한 전반적인 답을 준비해 두는 것도 좋을 것이다.

02 nelaton과 Foley catheter의 차이를 설명하시오.

>>>> **Answer**

Nelaton이란 방광에 남아있는 소변의 잔량을 확인하기 위해 실시하는 시술로써, 수술 전에 방광을 비워 수술시 인접기관의 손상을 방지하기 위해 실시합니다. 주로 1회성 도뇨관의 목적으로 사용하는 단순도뇨법입니다.

Foley catheter란, 장시간 자연배뇨가 불가능 할 때 배뇨를 위해 실시하며 회음부 수술 대상자의 수술부위 오염을 방지하기 위해 실시하며 방광내를 세척하거나 약물을 주입하고 시간당 소변배설량을 측정하기 위해 하복부 수술시 방광의 팽창을 막기 위해 사용하는 방법입니다.

 Tip

각 시술의 차이점에 대해 정확히 설명하고, 시술의 시술방법에 대한 질문의 답도 준비해두면 좋을 것이다.

03 L-tube의 삽입목적은 무엇인가?

>>>> **Answer**

L-tube의 삽입목적은 음식 및 약물을 위로 직접 투여하기 위해 실시합니다. 또 십이지장 궤양이나 위궤양 출혈이 의심될 때 출혈을 확인하기 위해 삽입되기도 합니다. 또 약물중독 시 위세척 할 때나, 위 검사에 필요한 위 내용물을 채취하고 연동운동을 자극하기 위해서도 삽입됩니다. 이상입니다.

Tip
이 질문의 대한 대답 후에 나올 2차적 질문은 L-tube 삽입절차와 주의점에 관한 내용이다. 삽입절차와 주의점에 대한 답을 준비해 두는 것도 좋을 것이다.

04 ICP full term는 무엇이며 정상치에 대해 이야기 해보세요.

>>>> **Answer**

ICP 의 fullterm은 intracranial pressure입니다. 두개내압을 말 합니다.

ICP의 정상치는 0~10mmhg 이며, 보통 15mmhg이상 지속되면 비정상으로 간주합니다.

Tip
더불어 ICP증가요인과 ICP감소를 위한 치료에 대한 부분도 알아두면 좋을 것이다.

05 CPR이란 무엇이며, fullterm과 순서를 말해보세요.

>>>> **Answer**

CPR은 cardiopulmonary resuscitation으로써, 심장과 폐의 활동이 갑자기 멈추었을 때 실시하는 응급처치법입니다. CPR의 순서는 환자 의식사정 후 주변인에게 연락을 부탁하고 다른 사람에게 제세동기를 부탁합니다. 그리고 경동맥을 촉지하고 맥박을 확인한 후, 맥박이 없으면 가슴압박을 시행합니다.

가슴압박방법은 흉골을 반으로 나누어 1/2지점을 30:2비율, 분당 100회의 속도, 압박, 호흡을 차례대로 시행합니다. 그리고 제세동기가 도착하면 제세동을 시작하고 구급차가 오면 환자상태 정리하고 신속히 병원으로 이동합니다. 이상입니다.

06 RI와 NPH의 fullterm을 말해보세요.

>>>> **Answer**

네. RI는 Regular insulin으로써 속효성 인슐린입니다. NPH는 Neural protamine hagedom으로써 중간형 인슐린입니다.

Tip
인슐린의 종류와 효과시간에 대해 알아두면 좋다.

07 MRSA의 fullterm을 말하고 MRSA에 대해 설명해 보세요.

>>>> **Answer**

MRSA의 fullterm을 말씀드리겠습니다.

MRSA는 Methisillin-Resistant Staphylococcus Aurerus 입니다. MRSA는 페니실린이나 세팔로스포린 등 거의 모든 항생제에 강한 내성을 지닌 악성 세균으로써 공기 중이나 의사 간호사의 신체부위 메스 병원담요 튜브 등 의료 기구에 붙어 3시간가량 사는 등 생존능력과 번식력이 강하고 호흡기 계통과 수술환자의 환부에 침투해 고열과 오한, 혈압저하 등의 증상을 일으킵니다. 환자나 환자주변의 기구, 가구 등의 표면에 있는 균이 다른 사람이나 환경으로 퍼져 다른 사람에게 전파될 수 있으므로 손위생과 보호구 착용, 물품 세척, 보호자와 방문객 돤리가 중요합니다.

08 ABGA의 fullterm과 정상치에 대해서 이야기 해보세요.

>>>> **Answer**

ABGA의 fullterm을 말씀드리겠습니다.

Arterial Blood gas analysis 동맥혈가스 분석검사입니다. 정상치는 PH 7, 40 / PO2: 80~100mmHg / PCO3: 35~45mmHg / HCO3: 21~27mmHg 입니다.

09 Dumping Syndrome이란?

>>>> **Answer**

위를 절제한 후 나타나는 증상으로 식후에 일어나는 오심, 구토, 현기증, 빈맥, 심계항진등 일련의 혈관운동장애에 의한 증세를 말합니다.

주된 원인은 위 절제 후에 음식물이 곧바로 장으로 이동하는 것과 그에 따른 생리적 생화학적인 몸 조절의 동요라고 하는데 확실하지는 않으며 다만 당질의 섭취가 많을 때 일어나기 쉽고 신경질 적인 사람에게 잘 일어나기도 합니다.

적당한 당분의 섭취, 포도당 주사, 진정제나 자율신경차단제의 투약이 효과적이며 사람에 따라서는 묽은 염산액이나 산성탄산나트륨이 효력이 있는 경우도 있습니다.

10 CVP란? 정상수치는?

>>>> **Answer**

CVP는 central venous pressure) 중심정맥압입니다.
중심정맥압은 전신 순환으로부터 우심방으로 귀환하는 혈액의 압력으로 전부하와 우심장의 기능 상태를 직접 반영하며 수액과다 또는 수액부족 등을 알수있게 하므로 수액공급의 지침으로 이용됩니다. CVP정상치는 5-10cmH2O(1 - 7mmhg)입니다.

11 고혈압(HPN)에 대해서 설명하시오.

>>>> **Answer**

고혈압의 fullterm은 Hypertension입니다.

혈압이란 혈액이 혈관벽에 가하는 힘을 말합니다. 혈압을 읽을 때에는 수축기 혈압(최고혈압)과 확장기 혈압(최저혈압)으로 나누어서 읽습니다. 수축기 혈압은 심장이 축하면서 혈액을 내보낼 때 혈관에 가해지는 압력이고, 확장기 혈압은 심장이 확장(이완)하면서 혈액을 받아들일 때 혈관이 받는 압력입니다. 혈압은 18세 이상의 성인에서 수축기 혈압이 140mmHg 이상이거나 확장기 혈압이 90mmHg이상인 경우를 말합니다.

고혈압은 크게 두 가지로 분류할 수 있는데, 원인 질환이 밝혀져 있고 이에 의해 고혈압이 발생하는 경우를 이차성 고혈압이라고 하며, 원인 질환이 발견되지 않는 경우를 본태성(일차성) 고혈압이라고 합니다. 고혈압과 관련된 위험 인자에는 고혈압의 가족력, 음주, 흡연, 고령, 운동 부족, 비만, 짜게먹는 식습관, 스트레스 등의 환경적, 심리적 요인이 있습니다. 이상입니다.

12 욕창은 무엇입니까?

>>> **Answer**

네. 욕창은 신체의 일정한 부위(주로 뼈 돌출부)에 혹은 마찰과 전단력이 결합한 압력이 지속적 또는 반복적으로 가해짐으로써 모세혈관의 순환 장애로 인한 조직괴사로 생기는 피부나 하부조직에 국한된 국소적인 손상상태를 말합니다. 욕창 발생 시 발생부위와 피부평가 척도를 이용하여 욕창단계를 확인하고, 지속적으로 욕창예방관리활동을 시행해야합니다. 체위변경을 실시하며 치료상 금식이 아니라면 충분한 수분 섭취를 유도하며, 필요시 공기침대를 제공할 수 있도록 합니다. 이상입니다.

 Tip
욕창의 피부평가별 단계 Stage에 대해 알아두면 좋다.

13 UTI의 풀텀을 말해보세요.

>>> **Answer**

UTI는 요로감염이며, urinary tract infection입니다. 이상입니다.

14 관장은 무엇이며, 관장의 종류에 대해 설명해보세요.

>>>> **Answer**

관장은 의학적인 목적으로 항문을 통하여 약물을 장내에 주입해주는 시술방법을 의미합니다. 종류에는 크게 배출형 관장과 보유형 관장이 있으며 배출형 관장은 약물 주입 즉시 배출하도록 하는 방법이며, 보유형 관장은 약물 주입 후 약물이 장내에 일정 시간동안 보유하게 하는 방법을 의미합니다. 이상입니다.

15 임종간호란 무엇인가?

>>>> **Answer**

임종간호란 환자가 사망하기 직전 48시간 이내의 간호를 말합니다. 간호중재로는 뇌의 혈액감소로 cheyene-stokes 호흡이 나타나면 머리를 높여주면 도움이 됩니다. 뇌의 산소부 공급부족으로 불안정과 동요가 나타나므로 환자의 곁에서 이마를 가볍게 문지르거나 책을 읽어주거나 음악을 들려주는 것도 좋습니다. 말초에서 중심으로 싸늘해지고 청색증이 나타나므로 전신 보온을 합니다. 기도 분비물이 많아지므로 고개를 옆으로 돌려주고 흡인을 합니다. 이상입니다.

16 국가가 지정한 5대 암에 대해서 말해보세요.

>>>> **Answer**

네. 국가가 지정한 5대 암은 위암, 폐암, 간암, 유방암, 자궁암입니다. 감사합니다.

17 임신중독증의 증상에 대해서 말해보세요.

>>>> **Answer**

초기에는 단순히 혈압이 오르는 것으로 나타나므로 정기 검사에서 혈압 상승의 소견이 발견되며 별다른 증상이 없는 경우가 많으나 질환이 진행될수록 부종이 심해지고, 소변양이 감소하며, 두통, 상복부 복통, 시야장애 등이 발생하게 됩니다. 이러한 경우들은 매우 심각한 증상으로 이미 질환이 많이 진행되었음을 의미하며 이는 태아의 성장 발육부전이나 심한 경우 태아 사망 등이 나타나기도 합니다. 감사합니다.

18 OCS란 무엇이며, 풀텀을 이야기 해 보세요.

>>>> **Answer**

OCS란 처방전달시스템이라고 합니다. order communication system이며, 처방전이 종이가 아닌 전산시스템으로 정보가 전달되었다는 뜻입니다. 이상입니다.

19 MERS에 대해서 설명해보세요.

⟩⟩⟩ Answer

MERS는 중동지역에서 집중적으로 발생한 바이러스로 고열, 기침 호흡곤란 등 심한 호흡기 증상을 일으키는 바이러스 질환입니다. 잠복기가 2일~14일 후에 발병하며 발열 기침 호흡곤란이나 숨이 가쁘는 등의 호흡기 증상이 있고 급성 신부전을 일으키기도 합니다. 2m이내에서 기침이나 재채기를 할 경우 나오는 분비물로 인해 전파가 됩니다. 예방으로는 자주 비누로 손을 씻고, 씻지 않은 손으로 눈 코 입 등을 만지지 말며 기침이 나올 경우 입을 휴지로 가리고 하며, 발열이나 기침이 있는 사람과는 접촉을 피하여야 합니다. 환자와 밀접한 접촉을 한 경우 증상이 없더라도 보건소에 연락하고 가족과 주변사람을 위해 접촉일로부터 2주간 자가 격리를 합니다. MERS는 증상과 발열이 48시간 이상 없고, 유전자 검사 결과가 24시간 간격으로 2회 음성인 경우에는 퇴원하게 됩니다. 이상입니다.

20 임신오조증의 원인과 증상을 이야기 해보세요.

>>>> **Answer**

임신오조증의 원인은 분명치는 않으나 에스트로겐의 상승, 일시적인 감상성 항진증, 융모성선자극 호르몬의 증가, 감소된 위 운동, 위 염산의 분비감소, 아미노기 전이효소 및 빌리루빈 증가를 동반한 간 기능 장애, 비타민B결핍, 탄수화물 대사 장애, 심리적 원인등이 있으며, 증상으로는 임신오조로 인한 구토로 극도의 영양결핍을 초해하므로 위산액의 감소와 함께 탈수로 인한 수분과 전해질의 불균형의 징후를 나타나게 됩니다.

또한 구토가 계속되면 탈수로 인하여 소변량이 감소하고 피부건조가 나타나며, 심한 경우 저혈압, 빈맥이 발생되며 또한 체중이 현저하게 감소하여 변비, 간장애로 인한 황달이 동반됩니다.

이상입니다.

◆ 간호직무

21 신생아의 CPR, 아기 심폐소생술 방법을 설명해 보세요.

>>>> **Answer**

신생아 심폐소생술시 혼자 발견했을 경우 우선 발바닥을 때려 반응을 확인하며 동시에 신생아의 호흡상태를 관찰합니다. 10초이내 왼팔꿈치 위 안쪽의 맥박을 촉진하여 반응이 없으면 또는 60회 이하이면 우선 가슴압박을 시행하면서 한 사람을 손가락으로 구체적으로 꼭 찍어 119에 신고합니다. 가슴 압박시 양 젖꼭지를 연결하는 선의 중간 아래를 충분한 힘으로 흉부전후 1/3 또는 1/2정도로 압박하며 분당 100회 이상의 속도로 가슴압박과 환기 비율은 30대 2로 시행합니다. 신생아의 경우 머리를 어른과 달리 약간만 젖여야 기도유지가 용이하며 손가락 2개를 이용하여 심폐소생술을 시행하며, 의료인 2인이 진행할 경우 15대 2의 비율로 손가락을 몸통으로 감싸 양엄지 손가락으로 가슴압박을 시행합니다.

감사합니다.

22 수술 후 간호중재에 대해서 설명하세요.

>>>> **Answer**

네. 수술 후 수술에 따라 적정시간 이상의 금식(4~6시간)을 실시하며, 수술을 받은 환자에 대한 전신 및 국소 상태 관찰과 필요한 처치를 행하는 것을 수술 후 간호라고 합니다.

수술 후에는 특히 호흡과 순환에 대한 관찰과 처치가 중요하므로 활력징후를 측정하고 수술 후 폐렴의 방지, 출혈에 대한 모니터링을 위해 drainage bag을 지니고 있는 경우 그 양과 색 등을 관찰해야 합니다.

또한 내부 출혈의 지표 관찰을 위해 혈압. 맥박. 소변량을 모니터링 하며 필요시 도뇨관을 유지하나 꼭 필요한 경우가 아니라면 가급적 2차 감염 방지를 위해 제거해야 합니다. 상처 감염 예방, 영양보급, 조기기상 등의 간호를 실시하며 수술 후 환자의 통증. 낙상. 욕창 관련 사정을 통해 적절한 진통제 처방과 체위 변경 및 환자안전 간호도 병행합니다.

감사합니다.

23 MERS와 같은 바이러스의 전염확산을 막기 위해 병원해서 할 수 있는 예방법은 어떤 것들이 있나요?

>>>> **Answer**

MERS 예방을 위해 발열, 설사 등 초기증상이 비슷해 구분이 어려운 호흡기 질환자를 분리된 공간에서 선별 진료 해야 합니나. 그리고, 폐렴 의심 환자는 1인1실 방식으로 입원시켜 전파 위험을 통제 해야 합니다. 또한 의심환자를 진료하는 의료진은 개인보호구 착용 등 감염통제절차를 철저히 지켜야 하고, 손 씻기 강화 및 병원내 전담 감염관리팀을 중심으로 감염예방 환경개선을 위해 지속적으로 노력해야 합니다. 마지막으로 병문안 문화개선에 대한 입원환자의 인식개선 교육도 필요하다고 생각합니다. 감사합니다.

24 병원의 인증평가는 왜 실시하는가?

>>>> **Answer**

의료기관 인증제는 국제수준의 인증기준에 따라 객관적으로 의료기관을 자체 평가하여 의료기관이 환자 안전과 의료 서비스의 질 향상을 위해 자발적이고 지속적인 노력을 하도록 하여, 국민에게 양질의 의료 서비스를 제공하도록 하는 제도입니다. 이상입니다.

25 분만 1기 간호중재에 대해서 설명해 보세요.

>>>> **Answer**

분만 1기 간호중재에 대해 말씀드리겠습니다. 우선 산모에게 지지적인 태도를 보이며 환경을 제공합니다. 그런다음 관장을 하게 되는데 이는 분만 시 오염을 방지하기 위해서입니다. 회음부를 준비하고 산부의 체위를 지지합니다. 그리고 통증 완화를 위한 호흡법을 설명하며 수액이나 식위 섭취등을 도와줍니다. 방광 팽만 시 태아 하강이 방해되므로 분만 중 2시간 마다 배뇨를 권장하는 것이 좋습니다. 이상입니다.

26 가족간호의 개념과 목적은 무엇입니까?

>>>> **Answer**

가족간호의 핵심적인 개념은 가족건강입니다. 목적은 가족건강을 유지 증진하는데 있으며 무엇보다 가족 스스로 건강관리르 할수 있는 능력을 갖도록 하는 것 입니다. 가족간호활동을 통해 개인과 가족이 사회적 발달에 기여하도록 합니다.
가족으로 하여금 건강의 필요성을 인식시키고 건강문제에 대한 힘을 길러줍니다. 또한 보건간호사 활동 중 가장 중요한 업무는 가족을 단위로 하는 통합적인 간호이며 가족에 대한 건강간호요구가 발생했을때는 가족 스스로 문제를 해결할 수 있도록 돕습니다. 이상입니다.

27 척추분리 체계를 설명하시오.

>>>> **Answer**

28 세계간호사대회가 한국에서 개최한 의미를 설명하세요.

>>>> **Answer**

세계간호사대회는 전 세계 간호계 대표가 모여 간호계 현안에 대해 논의하며, 간호학 전문가들이 제공하는 최신 지식과 동향, 그리고 선진간호 정보를 공유하는 지혜의 장입니다. 이번 한국에서의 개최는 한국 간호 분야의 발전된 모습을 보여주고, 한국 간호의 역사, 그 동안의 연구성과 등을 전 세계에 홍보 할 수 있어 큰 의미를 갖고 있습니다. 감사합니다.

29 포괄간호서비스(간호간병통합서비스)란 무엇인가요?

>>>> **Answer**

포괄간호서비스란 보호자, 개인 고용 간병인이 필요 없는 병원으로 환자는 간호 인력에 의해 서비스가 제공되는 방식을 말합니다. 환자 중심의 쾌적하고 안전한 병실 환경을 조성할 수 있고, 밀착 근접간호를 통해 보다 안전한 케어를 제공할 수 있는 장점을 갖고 있습니다. 2015년부터 건강보험이 적용되는 시범 사업으로 전환되어 종합병원 및 병원을 대상으로 시범 운영을 했습니다. 또한 보건복지부는 2016년부터 전국 400개 종합병원에 포괄간호서비스 정착을 목표로 준비 중입니다.

30 포괄간호서비스의 장단점은 무엇입니까?

>>>> **Answer**

우선 MERS 와 같은 의료기관 간염 문제로부터 안전 할 수 있다는 장점이 있습니다. 또한 간호인력에 의한 근접간호와 체계적인 간호시스템에 따라 간호의 질이 놓아질 것입니다. 다만 이런 경우 간호인력의 확충이 시급합니다. 현재의 간호사들의 업무강도를 그대로 할 때 더 필요한 간호인력의 현재의 60%선이라고 보건복지부에서 발표했습니다. 간호인력 보강문제만 해결되면 포괄간호서비스의 효율성은 더 극대화 될 것입니다.

31 신장의 위치를 설명해보세요.

>>> **Answer**

신장은 아래쪽 배의 등쪽에 쌍으로 위치합니다. 오른쪽 콩팥은 간 바로 아래에 위치하고 왼쪽은 횡경막 아래 비장 근처에 자리합니다. 간의 위치 때문에 오른쪽 콩팥은 왼쪽 콩팥에 비해 아래쪽에 위치합니다.
이상입니다.

32 건강증진의 정의에 대해서 이야기 해보세요.

>>> **Answer**

네, WHO(세계보건기구)에 따르면 건강증진이란 건강한 생활양식의 격려, 건강에 지지적인 환경창조, 지역사회 활동 강화, 건강한 공공정책 수립을 포함하고 있으며 개개인뿐만 아니라 그들이 살고 있는 지역사회를 대상으로 한다고 나와 있습니다. 즉 개인 집단 가족 지역사회 활동으로서 안녕의 수준을 높이고 자아실현과 개인적 만족감을 유지하거나 높이기 위한 방향으로 펼쳐지는 활동으로 정의할 수 있습니다.
이상입니다.

33 혈액투석환자의 식이요법 목적은 무엇입니까?

>>>> **Answer**

혈액투석환자의 식이요법 목적은 투석과 투석 사이에 노폐물과 수분이 쌓이는 것을 막고, 좋은 영양상태를 유지하고 투석 중 손실되는 영양소를 보충하기 위해서입니다. 또한 체중 조절 및 혈압조절을 하기 위해서입니다.

감사합니다.

34 무의식 환자간호중재에 대해서 설명하세요.

>>>> **Answer**

무의식 환자의 간호중재에서 가장 중요한 것은 이차적인 뇌손상의 최소화가 가장 중요하며 효율적인 기조를 유지하며 수분과 전해질 균형을 유지하며 건강한 구강점막을 유지합니다. 각막의 통합성도 유지시켜주며, 발열이 나지 않게 해 주거나 요배설을 증진시키고 장 기능을 증진시킵니다.

이상입니다.

35 팀 간호에 대해서 설명해보세요.

>>>> **Answer**

팀 간호는 팀 리더가 업무를 분담, 업무안내, 환자 간호에 대한 결정, 환자의 개별적 간호 계획을 수립하고 팀원을 돕는 방식입니다. 전문적 간호사와 비전문적 직원(보조인력)이 팀원에 포함되어 팀원의 폭넓은 의사소통을 통해 포괄적인 간호를 제공합니다. 이상입니다.

36 간호업무시스템의 단점이 무엇이라 생각합니까?

>>>> **Answer**

제가 병원실습을 경험하면서 느낀 간호 업무의 보완점은 없었습니다. 그것은 실습내내 학생 간호사로써 배워야 할 것이 많았기 했기 때문입니다. 하지만 최근 의료계 가장 큰 뉴스인 포괄간호서비스나 부족한 간호사 인력 증원 같은 부분들이 해소된다면 간호서비스의 질이 더 좋아질 것이라는 생각합니다. 이상입니다.

 Tip

무턱대고 단점이나 보완점처럼 부정적인 경험이나 사례를 설명하는 것은 좋지 않은 이미지를 줄 수 있으니 조심해야 한다.

37 가족들이 본인에게는 비밀로 해주길 원하는 암환자가 있는데 본인에게 얘기를 해야 하나?

>>> **Answer**

저는 본인이 알기를 원한다면 말해야 한다고 생각합니다. 환자 본인에게도 알 권리가 있기 때문입니다. 그리고 본인 스스로 관리하고 마음의 준비를 해야하는 경우도 생길 수 있기 때문입니다. 또한, 중요한 것은 일 하면서 혼자 결정 내리기 어려운 상황이 생길 때는 꼭 경험이 많은 선배님이나 수간호사님과 상의하도록 하겠습니다. 이상입니다.

📋 **Tip**
가장 중요한 것은 뒤에 있다. '혼자 결정 내리기 어려운 상황이 생길 때는 꼭 경험이 많은 선배님이나 수간호사님과 상의하도록'을 꼭 답변하도록 하는 것이 중요하다.

38 칼륨제제를 정맥투여시 급속하게 다량투여하면 안되는 이유는?

>>> **Answer**

칼륨제제를 정맥투여시 급속하게 다량투여하면 혈액 중의 칼륨 농도가 급격하게 상승합니다. 특히 순환기계에서는 심장 전도장애가 나타나고, 심실근의 흥분이 억제되며, 서맥이 되고 심정지에 이르게 되므로 칼륨제제를 정맥에 투여 할 때는 양, 농도, 속도에 주의하며 주입하여야 합니다. 이상입니다.

39 인슐린 주사방법에 대해 설명해보세요.

>>>> **Answer**

인슐린 주사방법에 대해 말씀드리겠습니다. 우선 주사하기 15분전에 냉장고에 보관해 놓았던 인슐린을 꺼내놓아 상온의 인슐린을 주사합니다.

손을 깨끗히 씻고 주사부위를 알콜 솜으로 깨끗히 닦습니다. 근육주사가 아니므로 엄지 검지 중지를 이용하여 피부를 5cm두께가 되도록 잡고 피하 지방층에 비스듬한 각도로 천천히 주사합니다. (마른체격은 45도, 보통체격과 비만은 90도) 주입이 끝나면 방향을 바꾸지 않고 재빨리 뽑고 주사부위에 소독 솜을 대고 눌러줍니다. 왜냐하면 인슐린은 흡수가 빨라지므로 주사부위를 문지르지 않고 눌러줍니다. 마지막으로 인슐린 투여량과 투여시간을 기록합니다.

이상입니다.

📋 **Tip**

인슐린 질문 뒤에 올 수 있는 2차적 질문은 당뇨병과 정상혈당범위에 대해 물어볼 수 있으므로 전반적인 당뇨병과 혈당범위에 대해 숙지해 놓는 것도 좋다.

40 RI와 NPH에 대해 설명해 보세요.

>>> **Answer**

네. RI와 NPH에 대해서 말씀드리겠습니다.

우선 RI는 레귤라인슐린이라고 불리며 식후혈당을 조절하는 데 쓰입니다. 또 인슐린의 가장 기본적인 형태로 피하에 주사한 경우 30분 후에 작용이 나타납니다. 따라서 주사는 식전 30분에 합니다. 최대효과는 2~4시간이고, 6~8시간가량 작용하며 고용량을 주사할수 있수록 작용시간은 길어집니다.

다음은 NPH에 대해서 말씀드리도록 하겠습니다. NPH는 가장 많이 사용되는 중간형 인슐린입니다. 약효가 16~20시간 지속되어 하루에 1~2회 맞으면 되고 하루에 한번 주사를 맞는 경우 보통 아침 식전에 맞으며 두 번 맞을 때는 아침과 저녁 식전에 투여합니다. 효과 발현은 1~4시간 정도이며 최대효과는 6~10시간에 나타납니다.

 Tip
인슐린 내용은 면접 시 자주 등장하는 질문입니다. 속효성 인슐린과 중간형 인슐린의 차이를 제대로 구별 할 수 있도록 숙지하는 것이 중요합니다.

41 철분제제 투여 시 주의점에 대해서 말해보세요.

>>>> **Answer**

철분제제 투여 시 주의점은 공복시에는 물과 함께 복용하고, 위장관계 합병증이 있는 경우 식사 후 혹은 음식과 함께 복용합니다. 철분제제는 착색효과가 있으므로 빨대를 사용하며, 오렌지 주스와 함께 복용하면 비타민 C가 철분의 흡수를 도울 수 있습니다. 철분제제 섭취시 대변이 까맣게 되는 건 철분 배설로 인한 것으로 대상자에게 미리 교육해서 당황하지 않도록 하는 것이 중요합니다.
이상입니다.

42 인슐린 투여부위로 가장 흡수가 잘 되는 곳은 어디이며, 이유는 무엇인가?

>>>> **Answer**

네. 인슐린 투여부위로 가장 흡수가 잘 되는 곳은 복부입니다. 그 이유는 비교적 운동에 관계없이 흡수가 활발하게 이루어지는 부위이며, 복부를 통하여 흡수된 인슐린은 팔, 다리에 투여된 인슐린보다 많은 양이 간으로 가서 작용하므로 인슐린의 작용을 최대화 시킬수 있기 때문입니다. 장기적으로 인슐린 주사를 맞을 경우 지방괴사 등 미용적인 문제가 발생할 수 있는데 복부는 옷 등으로 감출 수 있기 때문에 인슐린을 맞고 있는 모든 사람에게 복부주사를 가장 권장합니다. 참고적으로 복부에는 1~3cm간격으로 부위를 정하여 32곳의 주사 부위를 임의로 만들 수 있기 때문에 복부를 권장합니다.

43 인슐린 요법의 부작용과 과민반응에 대해서 말해보세요.

>>>> **Answer**

인슐린 요법의 부작용과 과민반응에 대하여 말씀드리겠습니다.

먼저 국소적 과민반응을 살펴보면 발적, 부종, 압통, 결절도는 발진 등이 있으며, 첫 증상은 주사 후 15분~2시간 내에 발생합니다.

8~24시간 동안 가장 심하게 반응이 일어납니다. 드물게 국소적 반응에서 전신저긴 담마진(두드러기)로 퍼지기도 합니다. 그 외에 저혈당 증상이나 인슐린성 지방대사, 인슐린 내성 등이 있습니다.

44 피내주사 준비물품은 무엇이며, 하는 목적과 적응증에 대해 설명해보세요.

》》》 Answer

우선 피내주사 준비물품에 대해서 말씀드리겠습니다.
투약쟁반, 1CC주사기, 주사바늘(25G~27G), 알콜솜, 처방된 주사액이 필요합니다. 피내주사의 목적은 알레르기나 민감성 반응을 알아보기 위해서 실시하며 예방접종을 하기 위해 실시합니다. 적응증은 결핵반응검사, 항생물질의 감수성 반응검사, 알러지 반응검사, 예방접종이 필요한 경우입니다.

45 흉곽수술 환자에 있어서 Morphine을 투여하지 않는 이유는?

》》》 Answer

네. 흉곽수술 환자에게 Morphine을 투여하지 않는 이유는 Morphine은 강력한 호흡억제 작용을 하기 때문이며, morphine 중독 시 호흡빈도가 분당 3~4회까지 되어 호흡마비로 사망합니다. 또 호흡억제 기전은 뇌간의 호흡중추를 직접 억압시켜 CO_2 분압상승에 대한 감수성이 둔화되어 위험 할 수 있습니다. 또 Molphine은 진통효과나 호흡억제작용과는 무관하게 연수의 기침반사를 억압시켜 흉곽수술을 한 환자에게 치명적일 수 있습니다.

46 Morphine에 대해서 설명해 보세요.

》》》 Answer

모르핀에 대해서 말씀드리겠습니다. 모르핀은 아편의 주용성분인 알칼로이드이며, 아편진통의약품입니다. 진통 진해 진정 최면에 효력이 있는 마약진통제의 일종입니다. 부작용으로는 구토 발한 발열 설사 등이 있습니다. 또 적은 양으로 강한 진통작용이 있어 호흡 억제작용을 할 수 있습니다. 주의를 요하는 마약진통제입니다. 마약성분이 있어 연용하면 만성중독을 일으켜 점차 증량하지 않으면 효력이 없어지고 사용을 중단하면 금단현상을 일으키기도 합니다.

47 투약 시 7R에 대해서 이야기 해보세요.

》》》 Answer

투약 시 7R에 대해서 말씀드리겠습니다. 7R는 정확한 약, 정확한 용량, 정확한 시간, 정확한 경로, 정확한 대상자, 그리고 정확한 기록과 환자교육입니다.
환자확인은 환자이름이나 주민등록번호, 병원등록번호 등의 2가지 이상의 개방성 질문으로 해야 합니다. 이상입니다.

48 속효성 인슐린 RI에 대해서 설명해 보세요.

>>>> **Answer**

네 속효성 인슐린 RI는 Regular insulin으로써, 인슐린의 가장 기본 형태라고 말할 수 있습니다. 속효성 인슐린은 식후 혈당을 조절하는데 쓰입니다. 피하에 주사한 경우 30분 후에 작용이 나타납니다. 따라서 주사는 식전 30분에 합니다. 최대 효과는 2~4시간이고, 6~8시간가량 작용하며 고용량을 주사할수록 작용 시간은 길어집니다. 응급상황에 정맥주사로 활용가능하며 정맥내로 주사하면 효과가 즉시 나타납니다. 당뇨병혼수에는 필요에 따라 피하, 근육, 정맥 내에 주사합니다. 이상입니다.

49 수술 전 환자교육의 효과에 대해서 설명하세요.

>>>> **Answer**

네. 수술 전 환자 교육을 통해 환자의 알권리 존중과 불안을 최소화하여 고객경험만족을 증가시키며 또한 수술 후 조기기상을 통해 수술 합병증 감소 및 재원기간, 회복기간을 줄일 수 있습니다. 이상입니다.

50 항생제 부작용에 대해서 설명해보세요.

>>> **Answer**

네. 항상제를 사용하다보면 몇 가지 부작용이 있을수 있습니다.

혈액부작용으로 인한 빈혈과 백혈구 감소증, 혈소판 감소증도 항생제들에 의해 흔히 발생하는 부작용이 있으며 백혈구와 혈소판 감소가 많이 나타납니다.

약에 의한 발열이나 약물발진, 두드러기 같은 과민반응과 신경계의 이상, 구토, 구역질을 동반한 위장장애 등이 나타납니다. 이상입니다.

51 혈전이란 무엇이며 생기는 원인은 무엇인가요?

>>> **Answer**

네. 혈전은 혈액이 뭉쳐지면서 생긴 덩어리로 혈관 내를 돌아다니면서 여러 가지 질환을 유발하게 됩니다. 혈전이 혈관을 막게 되면 심각한 경우에 사망에 이르게 될 수도 회복하지 못할 후유증을 남기게 되는 경우도 발생합니다. 혈전이 생기는 원인은 여러 요인이 있지만 주요요인으로는 운동부족과 스트레스, 식습관, 음주, 흡연 등이 있습니다. 이상입니다.

52 기관절개환자 간호에 대해서 설명해 보세요.

〉〉〉〉 Answer

네. 기관절개환자간호는 기관절개부위의 감염을 예방하고 주변에 외피형성을 방지하며 환자에게 편안함을 주기 위함입니다. 간호중재로는 우선 처치 전 반좌위나 좌위를 취하게 하며 코와 인두를 흡인합니다. 한손으로는 더러워진 거즈를 제거하고 폴셉을 이용하여 소독 솜으로 기관절개 부위를 닦는다. 건조한 멸균 거즈를 넣어 습한 부분을 골고루 닦습니다. 소독된 Y거즈를 튜브 아래쪽으로 너습니다. 필요시 기관절개 튜브 고정용 끈을 교체하고 기관절개 고정구에 넣어 환자의 목을 한바퀴 돌아오도록 합니다. 그리고 기관절개 부위의 피부상태, 분비물의 양, 냄새, 색깔 및 환자의 반응을 사정하여 기록합니다.

이상입니다.

53 쇼크의 증상에 대해서 말해보세요.

>>>> **Answer**

네. 쇼크의 증상에 대해 말씀드리겠습니다. 우선 동공이 확대되며, 피부는 창백해서 차갑고 진땀을 흘리는 때도 있으며 호흡은 빠르고 불규칙하고 얕으며 비린내가 납니다. 표정은 불안감과 두려움의 상태를 보이며 맥박은 약하고 빠릅니다. 또한 입술은 청색증을 띕니다. 이상입니다.

54 피부과민반응검사 하는 방법을 설명하세요.

>>>> **Answer**

네. 행생제 피부반응 검사방법은 우선 손을 씻고 주사할 약을 준비합니다. 항생제 1G당 주사용 증류수 또는 생리식염수 5mL 믹스 후 믹스된 용액에서 0.1ML 취해 총양 1ML로 희석하고 다시 믹스된 용액에서 또다시 0.1ML 취해 총량 1ML로 희석하고 2MG 후 0.02~0.05ML를 전박 내측에 피내 주사합니다. 대조액으로 생리 식염수 0.02~ 0.05mL를 반대쪽 대칭부위 또는 동일한 시험부위로부터 3CM 정도 떨어진 부위에 피내주사하고 10분후 비교합니다.
이상입니다.

55 모유수유의 장점은 무엇입니까?

>>> **Answer**

네. 모유수유의 장점에 대해서 말씀드리겠습니다. 우선 모유는 모든 영양소가 충분히 포함되어 있는 이상적인 공급원으로 초유의 면역성분은 아기를 질병으로부터 보호합니다. 아기의 면역력을 높이며 아토피 예방에도 좋습니다.

또한 아기는 모유수유를 통하여 정서적 안정을 느낍니다. 그리고 모유를 먹고 자란 아이는 철 결핍성 빈혈이 잘 생기지 않습니다. 또한 모유를 먹이면 지속적인 호르몬 때문에 산후 회복이 빨라지며, 산후출혈 및 우울증 감소, 피임에도 효과적이며, 모유수유로 인해 아기와 엄마와의 애착이 증진되며 모유수유 촉진에 도움이 됩니다.

이상입니다.

56 동공반응검사법에 대해서 설명하세요.

>>> **Answer**

네. 동공반응검사를 할 때는 환자가 있는 곳을 너무 밝게 하지 않도록 하며 의식이 명료한 환자는 똑바로 앞을 바라보도록 하고, 의식이 없는 환자는 정확히 관찰 할 수 있도록 정면에서 빛을 비춥니다. 동공반응을 검사할 때는 동공의 크기,

모양, 양쪽의 균등성 등을 관찰합니다. 빛을 비추었을 때 순간적으로 동공이 수축하는지, 서서히 수축하는지, 빛을 비추고 있는 상태에서도 다시 동공이 산대하는지를 관찰한다. 빛을 비추었을 때 동공 크기의 변화가 과민반응을 보이는지 관찰합니다.
이상입니다.

57 상처간호의 목표는 무엇입니까?

>>>> **Answer**

네. 상처간호의 기본목표는 조직회복과 재생증진으로 피부통합성을 회복하는 것입니다. 간호사는 상처 치유 증진을 위해 피부통합에 더 이상의 변형이 초래되지 않게 하고, 감염 예방과 신체적, 정서적 안녕감 증진과 대처를 용이하게 하는 간호를 수행합니다. 이를 위한 간호중재에는 드레싱, 상처 세척, 상처 지지 및 고정 등이 있습니다.
이상입니다.

58 신체검진 방법에 대해서 설명해보세요.

》》 Answer

네. 신체검진 방법에는 시진 촉진 타진 청진이 있습니다. 시진에는 신체부위를 노출시킨 후 색, 모양, 윤곽, 크기, 움직임 상태를 관찰합니다. 촉진은 시진 다음에 시행하나 복부와 비뇨기계 검진 시 촉진으로 장의 연동이 변화되고 팽창이나 수축하므로 청진 타진 후 이용합니다. 타진은 손가락이나 손으로 가볍고 예리하게 두드려서 생기는 소리이며 장기의 경계선, 위치, 모양 등을 알아내는 방법입니다. 마지막으로 청진은 심음, 호흡음, 혈관과 위장에서 나는 소리를 내기 위해 시행하는 것입니다. 청진기 종형은 저음 즉 혈관음 심음을 들을 때 용이하며 청진기 판형은 고음 즉 장음 폐음을 들을 때 사용합니다.

여기에 신체검진 시 프라이버시 유지와 성희롱 관련 불쾌감이 들지 않도록 시행 전 커뮤니케이션도 무척 중요합니다. 이상입니다.

59 전해질의 기능을 설명하세요.

>>>> **Answer**

네. 전해질의 기능에 대해 말씀드리겠습니다. 전해질은 근육의 흥분성을 증가시키며, 체액량과 삼투질 농도를 유지시키며 체액구간에 체액을 분배시키며 산염기의 균형을 조절합니다. 감사합니다.

60 수분중독증에 대해서 설명하세요.

>>>> **Answer**

네. 수분중독증의 원인은 0.45% 생리식염수와 같은 저삼투성 용액 정맥 내 과다 투여 될 때 일어나며 5% 포도당과 같은 등장성 용액 정맥 내 과다 투여 일 때 또 항이뇨 호르몬 부적절 분비 증후군으로 인해 생깁니다. 증상으로는 뇌압이 상승되며 동공의 크기가 변화됩니다. 간호중재로는 일단 의식수준, 활력징후, 동공반응, 체중, 섭취/배설량을 사정하고 정맥주입 속도조절하고 포도당 주입할 경우 세밀한 관찰 의식저하와 관련된 중재, 손상예방하고 수분을 제한합니다.

 이상입니다.

61 가진통이 무엇입니까?

》》 Answer

네. 불규칙한 자궁수축이 반복되면서 심한 불편감을 나타내는 것을 말하며 자궁수축이 불규칙하고 이슬이 없고 자궁경관의 개대가 없으며, 분만은 진행이 안 되는 상태를 말합니다. 이상입니다.

62 칼륨의 기능에 대해서 설명하시오.

》》 Answer

네. 칼륨은 생존에 절대 필요하며, 체내에 저장될수 없으며 매일 섭취해야합니다.
신경자극전도 및 신경과 근육을 흥분시켜 골격근, 심근, 평활근의 수축을 증진시킵니다. 또한 세포내 삼투압 농도를 조절합니다. 간에 글리코겐을 저장을 증진하고 수소이온과의 교환을 통해 선염기 균영 유지에 기여합니다. 이상입니다.

63 구강간호의 목적과 절차에 대해서 설명하세요.

>>> **Answer**

네. 구강간호의 목적은 무의식 환자나 장기간 금식환자, 산소요법 중인 환자를 대상으로 구강청결, 구강내 수분유지, 상기도 감염예방을 위해 시행합니다.

절차로는 의식이 없는 경우에는 고개를 옆으로 돌리게 하고 설압자로 입을 벌립니다. 그 다음 면봉이나 거즈에 세정제를 묻혀 이나 잇몸, 혀를 골고루 닦습니다. 마지막으로 입술에 바세린을 발라서 마무리합니다. 이상입니다.

64 A형간염과 B형간염의 전파경로가 어떻게 됩니까?

>>> **Answer**

네. A형간염은 경구간염입니다. 환자의 대변으로 바이러스가 배출되기 때문에 대변을 보고 손을 청결히 씻지 않는다든지 하면 전염의 위험이 높아집니다.

따라서 위생상태가 나쁠 때 발생하며 집단 생활자에서 위험이 높습니다.

B형간염은 비경구적 감염경로를 통해 감염됩니다. 성관계 수혈, 모자간 수직전파가 중요한 감염경로입니다.

65 감염의 단계에 대해서 설명하세요.

>>>> **Answer**

네. 감염은 총 4단계로 나뉘어집니다. 잠복기, 전구기, 발병기, 회복기입니다.

잠복기는 병원체에 의해 신체가 침범되어 감염증상이 나타나기 전까지의 기간으로써 이 기간동안 유기체는 성장 증식합니다. 잠복기의 기간은 다양합니다.

두 번째 전구기입니다. 전구기에는 전염이 많이되며 초기의 질병징후와 증상은 막연하나 피로와 권태 미열이 나타납니다. 세 번째 발병기입니다. 특이한 증상과 징후가 나타나는 시기로써 질명의 기간과 심각성에 의해 유형이 나위어지며 국소적, 혹은 전신적 증상으로 나타나기도 합니다. 마지막으로 회복기는 감염에서 회복되는 시기로써 건강을 다시 되찾게 되는 시기입니다. 하지만 감염 종류에 따라 대상자는 회복기간 지난 후에도 예전에 건강했던 상태가 잠시 혹은 영구적으로 변화 할 수 있습니다.

이상입니다.

66 장루간호에서 세척방법에 대해서 설명해 보세요.

>>>> **Answer**

네. 우선 환자를 침대나 의자 앞, 변기 위나 변기의 옆에 앉힙니다. 둔부아래에 흡수용 패드나 타월을 깔고 개구부로부터 30cm높이에 용기를 두고 손을 씻고 장갑을 낍니다. 수집주머니를 비우고 면판으로부터 주머니를 제거하며, 개구부를 덮도록 소매를 놓고 벨트로 고정시킵니다. 소매의 아래쪽 끝을 변기에 걸쳐놓고 세척주머니 끝에 달린 깔대기에 윤활제를 묻힙니다. 세척 소매의 윗부분을 열고 개국부로 깔대기를 집어넣습니다. 깔대기를 고정시키고 관의 잠금장치를 엽니다.

세척용액이 모두 주입되면 관을 잠그고 깔대기를 제거합니다. 세척 소매의 윗부분을 잠그고 배출이 멈추면 벨트와 소매를 제거하며 개구부를 씻고 건조시킵니다. 그런 후 보조장비를 교환하거나 거즈로 개구부를 덮어 놓습니다.

이상입니다.

67 온요법의 적용목적에 대해서 설명해보세요.

》》》 **Answer**

네. 온요법의 목적은 저체온의 경우 정상체온을 회복하며 통증을 경감시키고 이전에 형성된 울혈이나 부종을 감소시킵니다. 전신적인 안위감을 증진 시키며 혈액순환을 촉진시켜 상처치유를 돕습니다. 이상입니다.

68 온요법 수행 시 유의해야 할 사항에 대해서 말해보세요.

》》》 **Answer**

네. 온요법 수행 시 주의사항은 열요법을 적용하려는 부위에 출혈, 발적, 염증 반응, 체온상승 등이 있을 경우에는 문제를 악화 시킬 수 있으므로 적용하지 않도록 하고 개방된 상처가 있을 때는 감염을 방지하기 위해서 멸균요법을 적용하야 합니다. 이상입니다.

69 Trendelendurg position은 언제 사용됩니까?

》》》 **Answer**

네. 쇼크환자에게 사용되거나 호흡문제가 있는 환자, 말초혈관 문제가 있는 대상자에게 정맥귀환을 증진시키기 위해 사용되는 체위입니다. 이상입니다.

70 체위변경으로 얻을 수 있는 치료적 효과에 대해 설명해보세요.

>>>> **Answer**

네. 한 부위에 장기간 압박이 가해지면 욕창을 예방 할 수 있고 모든 환자는 매일 적당한 량의 기동을 필요로 하기에, 관절의 최대범위 운동을 같이 수행할 수 있게 도와 줄 수 있습니다. 이상입니다.

71 절박유산에 대해서 설명하세요.

>>>> **Answer**

네. 절박유산은 임신20주 이전에 질출혈이 동반되는 것을 말합니다. 임신유지가 가능하다는 점에서 계류유산이나 완전 또는 불완전 유산등과는 구별이 되어야 합니다. 특별히 알려진 원인은 없으나 약 20~25%의 임산부에서 임신20주 이전에 출혈을 경험하게 됩니다. 이 중 약 반수에서 자연유산으로 임신을 종결하게 되며, 확인된 임신의 20%이상에서 자연유산의 경과를 밟습니다.
이상입니다.

72 좋은 간호는 어떤 간호일까요?

》》Answer

📋 Tip

간호사로써 좋은 간호는 무엇인지, 간호사는 어떤 직업인지, 그리고 어떤 간호사가 될 것인지와 같은 질문은 지원자의 간호관, 간호윤리 등을 묻는 첫 번째 질문이다. 가장 소신 있는 답변이 필요하다.
특히 이런 기본 질문에 앞서 누군가가 했을 법한 식상한 답변, 간호학 어딘가에 나와 있는 사전적 의미의 답변은 절대 금물이다. 그런 답변은 더 이상 지원자를 기대할 수 없게 만든다. 지원자는 면접관으로 하여금 자꾸 질문하고, 궁금하게 만들어라, 그러려면 기본적으로 즐거운 소통, 참신한 스피치를 할 수 있어야 하는 것이다.

73 대장경검사 때문에 금식한 환자가 기계가 고장 나서 검사를 못하고 있습니다. 화가 많이 난 이 환자에게 어떻게 하겠습니까?

》》Answer

우선 현재 상황에 대한 솔직한 설명을 환자에게 드리고, 환자는 이에 대해 어떤 마음이고 어떻게 해 주길 원하는지를 들어서 의료진에게 빠르게 전달하도록 하겠습니다. 현재 상황이 빠르게 정리 되고, 오해가 생기지 않도록 열심히 소통하겠습니다.

 Tip

고객만족이나 고객감동의 시대. 하지만 병원만큼 갑과 을이 확실하게 존재하는 곳은 없다. 그만큼 환자는 약자일 뿐이다. 이 경우 의료진과 환자의 의견을 신속하고 정확하게 전달해 주는 것이 중요하다. 그리고 그 소통을 병원의 입장이 아니라, 환자의 입장에서부터 시작하도록 하면 어떨까?

74 수술 전이라 가정하고 환자 교육을 해 보세요.

>>>> **Answer**

75 실습하면서 환자와의 불편한 인간관계를 경험한 일과 그것에 대해 대처한 일에 대해 말해보세요.

>>>> **Answer**

76 의식 있는 환자가 검사를 안 하겠다고 화를 내는 상황이 생겼습니다. 어떻게 하겠습니까?

>>>> **Answer**

77 노인 환자가 자는 동안 Side rail이 답답하다며 내렸습니다. 어떻게 하겠습니까?

》》Answer

78 환자가 난데없이 자기를 때린다면 어떻게 대처하겠습니까?

》》Answer

우선 현재 상황에 대한 솔직한 설명을 환자에게 드리고, 환자는 이에 대해 어떤 마음이고 어떻게 해 주길 원하는지를 들어서 의료진에게 빠르게 전달하도록 하겠습니다. 현재 상황이 빠르게 정리 되고, 오해가 생기지 않도록 열심히 소통하겠습니다.

◆ 병원실습

79 병원실습에서 가장 인상에 남는 것들은 무엇이 있었나요?

>>>> **Answer**

📋 Tip

실습과정은 실제 정식 간호사로써 병원에 적응하기 위한 최고의 준비 시간이다. 이와 관련된 질문 하나하나에는 많은 의미를 담고 있다.

졸업반으로써 마지막 병원실습을 하면서, 실습에 관한 여러 종류의 질문에 멋지게 답할 수 있도록 집중하고 또 집중했으면 한다. 간호사, 환자의 이름, 병명, 증세, 경과, 그리고 병원생활 하나하나에 관심과 정성을 기울이며 실습을 해 보자. 면접에서 할 말이 많아질 것이다.

80 환자와 어떻게 rapport 형성을 할 것인지 말해보세요.

>>>> **Answer**

Tip

Rapport 는 원래 물리학 용어이다. 독일의 한 의사에 의해 의학용어처럼 쓰여지고 있다. 핵심은 접촉이다, 부딪쳐야만 시너지 효과를 낸다는 것이다.
사람 사이에서도 손을 잡고 안아주는 것과 같은 터치나 스킨십으로 예를 들 수 있다. 병원에 오는 환자는 고통과 두려움에 가득 차 있다. Manual대로만 한다면 "언제부터 아프셨나요?" "얼마만큼의 고통이 있나요?"와 같은 기계적 질문이겠지만, Rapport 형성을 위해서는 "많이 아프시죠?" "얼마나 힘드시겠어요."와 같은 감성적인 소통의 노력이 필요한 것이다.

81 실습하면서 간호사들이 보완해야 할 점을 구체적 예를 들어서 말해 보세요.

>>>> **Answer**

저는 실습에서 기억나는 부족한 간호사 선생님들의 이미지가 남아있지 않습니다.

반대로 3학년 2학기 자대병원 내과병동 실습에서 만났던 이은숙 수간호사님이 가장 인상 깊었습니다. 실습생지만 항상 환자들과 교류하고 배울 수 있도록 환자 안내를 맡겨 주셨고, 라운딩 때는 꼭 붙어 다니며 체크하고 환자들을 도울 수 있도록 배려해 주셨습니다. 처음에는 실습생으로써 느끼는 배려였지만 어느 순간 환자들도 큰 신뢰를 보내고 있음을 알 수 있었습니다.

Tip

지원자의 모든 답변은 긍정적인 것들만 해야 한다. 병원실습에서 내가 보았던 좋았던 간호사의 모습과 부정적인 간호사의 모습이 있었을 것이다. 병원 면접에 갈 때는 좋았던 것만 기억하고 표현하도록 준비해서 가자.

82 미국 연수를 다녀왔는데 미국 의료기술과 한국 의료기술의 차이점은?

>>>> **Answer**

Tip

남들과 다른 특별한 경험이 있다면 면접관의 입장에서 참 궁금해 할 것이다. 또한 남들과 다른 경험은 나만의 차별점이 될 수 있다. 구체적으로 설명 할 수 있도록 키워드를 갖고 준비해보자. 주로 내가 경험했던 사례와 느낀 교훈 위주로 설명해야 더 사실적으로 이해 될 것이다.

83 역할 모델로 삼을 만한 간호사와 어떤 점에서 본받을 만하다고 생각했습니까?

>>>> **Answer**

Tip

해당병원에서 실습을 해 보았다면 당연히 해당병원 간호사의 실명이 나와야 하며, 혹시 타 병원 선생님의 이미지가 오래 남아있다면 역시 잘 설명해야 한다. 최대한 근거, 사례중심으로 한다. 그냥 잘 해 주셨다는 것은 곤란하다.

◆ 학교생활

84 학교 교가를 아나요? 한 번 불러보세요.

>>>> **Answer**

Tip

학교 교가를 안다면 "한 번 불러볼까요?" 라고 물어보지 말고 바로 씩씩하게 불러야 한다. 다만 교가가 정확히 기억나지 않는다면 당연히 기억나지 않는다고 답하고, 대신 학교소개나 자랑이라도 씩씩하게 답해야 한다. 이 질문은 당신의 학교에 대한 자부심을 알아보고자 하는 것이다.
학교에 대한 자부심이 있는 지원자가 나중에 병원에 입사해서도 소속감이나 근무하는 병원에 대한 자부심과 애정을 갖고 일 할 것이기 때문이다.

85 같은 학년 친구 중에 싫어하는 사람이 있었나요?

>>>> **Answer**

없었습니다. 같은 학년 친구들과는 모두 서로 격려하고 응원하며 잘 지냈습니다.

취업준비도 서로 많이 도와주었습니다. 특히 제 앞 번호인 OOO 학생과는 단짝으로 4년 동안 지냈습니다. 제가 힘이 없어 보일 때면 먼저 분위기를 띄워주기도 하고, 영어공부나 면접훈련도 많은 도움을 받았습니다. 그리고 앞으로 30년간 임상생활도 서로 격려해가며 열심히 하자고 다짐했습니다.

이상입니다.

 Tip
절대 부정적 질문에 말려들지 말자.

86 SNS를 어떻게 활용하고 있습니까?

>>>> **Answer**

저는 친구들과의 교류 및 지인들과의 관계 유지를 위해 페이스북만 하고 있습니다. 특히 불특정다수에게 노출되는 것이다보니 간호학생으로서 품위와 가치관을 올바르게 보이기 위해 잘 관리하고 있습니다. 추후 간호사가 돼서도 병원 규정이나 간호부 지침에 따라 자기관리를 무엇보다 철저히 하는 성실한 간호사가 되겠습니다.

 Tip
질문의 의도는 자기관리와 간호사의 품위유지에 관한 질문이다. 여기에 맞추어 답변을 하면 좋은 점수를 줄 것이다.

87 이제 곧 졸업인데 대학생활에서 아쉬운 점은 뭐가 있나요?

>>>> **Answer**

88 평소 스트레스 관리는 어떻게 하고 있나요?

>>>> **Answer**

📋 Tip

아무 것도 아닌 질문 같아도 병원생활을 하면서 현실적으로 가능한 스트레스 관리법을 설명해야 한다. 그리고 그런 방법들로 내가 병원생활이 힘들더라도 어떻게 이겨낼 수 있을 것인지 연관하여 설명해야 한다. 실제 임상에 들어가기 전 어떤 취미생활을 갖고 어떻게 스트레스 관리를 한 것인지를 선배 간호사나 친구들에게 조언을 구하고 준비해서 가도록 하자.

89 학창시절 가장 기억에 남는 일은 무엇이 있습니까?

>>>> **Answer**

90 대학시절 기숙사 생활을 했습니까? 자취생활을 했습니까?

>>>> **Answer**

📋 **Tip**

대학시절 기숙사나 자취활동을 한 것을 묻는 것은 앞으로 병원생활을 또 어떤 거주 상태로 할 것인지 연관하여 묻는 것이다. 어떤 답이든 그 생활이 만족스러웠고 그런 생활 형태를 통해 무엇을 배웠는지, 어떤 강점을 갖게 되었는지까지 연관 지어 답변하자.

91 출신학교병원이 아닌 우리 병원에 지원한 이유는 무엇인가요?

>>>> **Answer**

◆ 시사교양

92 임금피크제란 무엇입니까?

>>> **Answer**

임금피크제란 워크 셰어링의 형태로 만 60세까지 정년을 연장하여 보장하는 대신, 일정 연령 이후 임금을 낮추는 제도를 말 합니다. 미국이나 유럽, 일본 등 일부 국가에서 공무원과 기업체에서 선택적으로 적용하고 있으며, 한국의 기업들도 그대로 받아들이고 있는 상황으로, 앞으로 병원의 상황에서 적용되리라 예상됩니다. 이상입니다.

93 정규직과 비정규직의 차이는 무엇인가?

>>> **Answer**

고용형태에 따라 구분 되는 것으로 쉽게 고용기간의 연속성으로 구분 짓는다고 봅니다. 정규직은 근무기간의 종료시점이 정해져있지 않으며, 비정규직은 근로기간에 있어 재계약이 필요합니다. 관련법상 단시간 근로자와 파견 근로자, 기간제 근무자 등이 비정규직에 해당한다고 볼 수 있으나, 정규직, 비정규직이란 단어는 공식적인 명칭은 아닌 것으로 알고 있습니다. 감사합니다.

94 박근혜의 창조경제는 구체적으로 무엇입니까?

>>>> **Answer**

국가가 제시하는 창조경제는 새로운 미래를 열기위한 상상력의 기술, 문화, 산업을 비즈니스화 하고 많은 일자리를 창출한다는 것이다. 결국 어느 병원이나 개인이 창조경제의 틀 안에서 만들어 낼 아이디어와 프로젝트는 무궁무진 하다.

지원자가 할 수 있는 창조경제는 지금까지와는 다른 것, 조금 더 보완되어 좋아지는 모든 의료행위나 서비스, 병동분위기 등을 들 수 있다.

95 이력서의 이름이 한자로 어떻게 되나요?

>>> **Answer**

📋 **Tip**

근본을 묻는 질문이다. 강동 경희대학교병원은 양방과 한방 진료가 공존하는 동서 신의학병원이다. 옛날 어른들이 물어보듯이 본관, 시조, 몇 대손, 돌림 자 등의 본인 정보를 준비해 가야 한다. 만약 한글 이름이라면, 그대로 이야기하고 누가 어떤 의미로 지어 주신 것인지를 설명하면 된다. 이름 설명 뒤에는 이 이름의 영향으로 어떤 간호가 될 것인지까지 연결하여 답변하면 더 좋다.

96 요즘 유행하는 개그 할 줄 아나요?

>>>> **Answer**

요즘 나오는 개그 프로그램은 보지 않아서 새로운 유행어는 잘 모릅니다. 대신 저는 음악 프로그램을 가끔 봅니다. 그리고 노래를 좋아합니다. 개그 말고, 노래를 불러 보겠습니다.

 Tip
무엇보다 중요한 것은 지원자가 얼마나 우리 병원에 오고 싶은지를 보여 주려는 것이다. 그리고 어려운 상황에서 얼마나 자신감이 있는지도 확인할 수 있다.

97 사회나 아니면 주변 친구들만 봐도 경제적 양극화 문제가 심각한데 이것에 대한 사회 보장제도를 어떻게 마련할 수 있을지 자신의 생각을 말해보십시오.

》》》 **Answer**

98 아웃소싱이 무엇인지 설명해보세요.

》》》 **Answer**

◆ 가치관

99 원하지 않는 부서에 배치되면 어떻게 하겠습니까?

》》 Answer

저는 활동적이고 아이들을 좋아 합니다. 그래서 소아병동에서 가장 인기 있고 일 잘하는 간호사로 일 해 보고 싶습니다. 하지만 멀리 내다 볼 때 저의 목표는 소아병동뿐 아니라 이 병원에서 가장 인정받는 간호사가 되는 것입니다. 그 꿈을 이루기 위해 어느 부서에서 어떤 일이 맡겨지던지 빛이 나는 간호사가 되도록 열심히 일 하겠습니다.

Tip

참 많이 나오는 질문이다. 특별히 가고 싶은 부서 없이 그냥 뽑아만 주신다면 어디서든 열심히 일 하겠다고 하는 것은 옛날 답변이다. 이젠 나는 어떤 간호사가 되겠다고 주장하듯 어느 자리에서 이런 업무를 맡아 보겠다고 말하는 것이 더 당차보이고 자신감이 있어 보여서 좋다. 다만 그 한 자리에만 연연하지 않겠다는 것도 중요하다.

100 개인적으로 어떤 duty가 가장 좋나요?

>>>> **Answer**

저는 DAY가 좋습니다. 하루를 일찍 시작하면서 부지런해 질 수 있고, 또 마치는 시간도 빠르니 자기개발이나 취미 활동을 할 수 있는 여유시간이 있어 좋습니다. 하지만 제가 근무하는 모든 시간엔 최선을 다해 즐겁게 일 하겠습니다. 특히 한 번도 해보지 않았던 night 근무는 어떨지 모르지만 제가 꼭 일 해보고 싶던 이 병원에서 일할 수만 있다면, 어떤 duty고 참 설레 일 것입니다." 정도로 절실함을 애교스럽게 답변 해 보면 어떨까?

101 선배간호사가 어제 분명히 정확하게 투약 기록을 남겼는데 잘못됐다며 심하게 야단친다면 어떻게 대처 하겠습니까?

>>>> **Answer**

달게 받겠습니다. 우선 일의 옳고 그름을 떠나 선배님과의 관계가 가장 중요하기에 선배님과 관계를 원만하기 하기 위해 노력 할 것입니다. 그리고 시간이 지나고 오해가 풀리면 그날 제 실수가 있었는지 확인해 보고 말씀드리겠습니다.

Tip

선배도 착각을 하거나, 실수로 그럴 수도 있다는 전제하여 대처하자.
가장 현명한 대처방법은 그 순간 따지지 않고, 시간이 지난 후 확인시켜 주는 것이다.
병원에서는 똑똑하게 일 하는 신입보다 조직의 상하관계를 잘 이해하고 예의 있게 대처하는 간호사를 더 좋아한다.
사람관계가 상대성이라는 것은 인간이 사회적동물인 특성 때문이다. 그래서 항상 웃는 얼굴을 가진 사람 옆에는 밝은 사람만 있는 것이다. 긍정의 힘과 즐거운 에너지는 전파됨을 명심하자.

102 가장 최근에 가슴 뭉클했던 경험이 있다면 언제였고, 그 상황에 대해 설명하세요.

〉〉〉〉 **Answer**

 Tip

가장 좋은 답은 학교생활이나 병원실습 등에서의 내 경험이 좋다.
또는 내가 살아가면서 누구를 만나고 겪었던 것 말고도, 영화나 드라마 등의 간접체험을 통한 경험 일 수도 있다. 다만 왜, 어떤 부분에서 뭉클했는지를 잘 설명해 주어야 한다. 또는 뭉클했던 경험이 아닌 감명 깊게 읽은 책이나 꼭 만나고 싶었던 친구를 만났던 일, 남다른 경험이 이 질문의 답변으로 활용 될 것이다.

103 입사 후 어떤 계획들을 갖고 있습니까?

>>>> **Answer**

104 병원생활을 얼마나 오래 할 수 있을 꺼라 생각합니까?

>>>> **Answer**

Tip

가끔씩은 딱 10년만 하겠습니다와 같이 기한을 정해 답변하는 지원자가 있고, 30년 근무하면서 간호부장이 되겠다고 포부를 밝히는 지원자도 있다. 정답은 없다. 다만 얼마나 할 것이냐는 것보다 어떻게 일 할 것이라는 것이 중요하다. 환자와 동료들에게 인정받으며, 오랫동안 일할 수 있도록 열심히 공부하고, 꾸준히 체력을 관리를 하겠다는 각오까지 함께 말 한다면 더 신뢰감을 줄 수 있을 것 이다.

3년을 열심히 근무하고, 외국에 나가겠다던지, 대학원에 진학해서 박사까지 공부해서 교수님이 되고 싶다는 포부는 어울리지 않는다.

105 어떤 간호사가 되고 싶은지를 말해보세요?

>>>> **Answer**

 Tip

앞으로 입사 후의 계획은 돈을 10억 벌어서 의미있는 또 다른 사업을 하겠다거나, 5년 후 사랑하는 사람을 만나 아들 딸 하나씩 낳고 행복한 가정을 꾸미겠다는 것이 아니다. 오직 이 병원에서 근무하면서 내가 이루게 될 간호사로써의 목표와 비전을 묻는 것이다. 어떻게 보면 이 답은 내가 이 병원을 왜 지원하게 되었는지의 지원동기일 수도 있다. 이 병원의 미션과 나의 간호사 꿈을 연관해 설명해야 좋은 점수를 받을 수 있다.

106 남자친구(애인) 자랑을 해보시오.

>>>> **Answer**

 Tip

지금 이 자리는 우리 병원에서 일 잘할 수 있는 간호사가 될 수 있는지를 묻는 것이다. 남자친구가 있으면 있다고 답변한다. 그리고 그 남자친구의 자랑 중 꼭 넣어야 하는 것이 있다. 그것은 내가 간호사가 되는 것을 적극지지 해주고 있고, 자랑스러워 한다는 것이다. 이런 응원으로 병원생활을 적응하는데 큰 도움이 될 것임을 연관 지어 마무리 하자.

남자친구가 없다면 없는 데로 답변 한다. "병원취업과 국가고시 준비로 만날 기회가 없었습니다. 지금은 남자친구가 없지만 병원 취업 후 남자친구를 만든다면 무엇보다 간호사인 저를 자랑스러워하고, 적극적으로 배려하고 응원해 줄 수 있는 남자친구를 만들겠습니다." 라고 답변하면 어떨까.

107 남아선호사상에 대해 어떻게 생각합니까?

>>> **Answer**

충분히 이해 할 수 있습니다. 예전에는 농업위주 산업으로 힘을 쓸 수 있는 남자의 힘이 강했으며, 집안의 대를 이어야 했기에 아들을 우선으로 생각했었습니다. 하지만 현대에 들어서는 남성과 여성의 역할이 나누어져서 각자의 장점을 살린 직업들을 갖고 있습니다.

특히 제가 선택한 간호사는 여성의 꼼꼼함과 세심함, 그리고 부지런함을 잘 살릴 수 있는 최고의 직업입니다. 이런 장점을 살려 모두가 인정하는 일 잘하는 간호사가 되겠습니다.

 Tip
개인의 소신 있는 답변을 필요로 한다. 단 어떤 소신이든 너무 강하게 주장하지 마라.
내 말은 맞고 다른 사람 의견은 모두 틀리다고 들릴 것이다.
조직 화합을 중시하는 병원에서 자기주장이 강한 사람은 절대 안 뽑는다.

108 만약 싫어하는 일을 시킨다면 어떻게 하겠습니까?

>>>> **Answer**

Tip

병원의 입장에서는 무조건 하겠다는 것 보다는 내가 당연히 해야하는 힘든 일이나, 다른 동료가 어려워하는 것이라면 내가 할 수 있는 최선을 다해야 한다고 답변하는 것을 좋아 할 것이다. 여기에 전문성을 더 어필하기 위해서는 그 것이 병원이나 환자의 이익을 위한 것인지, 그 것이 맞다면 어떤 일이든 나의 업무다라고 하면 어떨까?

109 스님에게 드라이기를 팔려고 한다면 어떻게 하겠습니까?

>>>> **Answer**

스님에게 사찰에서 가장 인기 있는 스님이 될 수 있는 비결로 설명해 드리겠습니다. 그 것은 템플스테이나 절에 와서 주무시고 가시는 여신도들이 있으십니다. 이 분들에게 선물로 스님이 주시는 헤어 드라이기라는 아이템만으로 스님은 유머감각 있으시고, 유쾌하신 분으로 인정받을 것입니다.

Tip

어떤 답변을 하건 중요한 것은 이 지원자가 어떻게 반응하느냐를 보겠다는 질문이다. 절대 얼굴을 찌푸리거나 시선을 땅으로 향하면 안 된다. 간호사에게 있어 여유는 그 무엇보다 중요하다. 어떠한 상황에서도 웃자.
여기서 요즘의 병원서비스 교육의 핵심을 이해하고 가자. 이제 병원에서는 '나 외의 모든 사람'이 바로 고객이라 가르치고 있다. 그러기에 넓은 시야로 보면 스님은 헤어 드라이기의 사용 용도가 없더라고 거처하고 계신 사찰에서는 활용 될 용건이 많은 것이다.

110 자신의 단점과 단점을 극복하는 방법을 설명해 보세요.

》》》 **Answer**

 Tip

단점에서 절대 이야기 하지 말아야 할 것들이다. 어려서부터 낯을 많이 가렸다거나 체력이 약했다는 것들, 소통의 문제, 긍정적인 마인드, 성실과 꾸준함 등과 정 반대의 것들은 아무리 내가 가진 단점이라도 말 할 수 있는 내용이 아니다. 그 것들을 극복하기 위해 많은 노력을 했더라도 사람이 완전 180도 바뀌어 지기는 너무도 힘들다는 것을 안다.

111 기회가 된다면 외국에 나가서 살 생각이 있습니까?

>>>> **Answer**

📋 **Tip**

내 입장만 생각한다면 언제고 기회가 된다면 해외 간호사로 외국에 나가고 싶은 마음이 있다고 답하는 지원자들이 많을 것이다. 그러나 입장을 바꾸어서 생각하면 기회가 된다면 외국에 나가서 살고 싶다는 지원자를 뽑기는 쉽지 않을 것이다.

112 같은 학교 출신 3명이 나란히 면접 보는데 한명만 뽑아야 한다면 누가 됐으면 좋겠습니까?

>>>> **Answer**

병원의 입장에서 가장 필요한 인재를 뽑아야 한다고 생각합니다. 그리고 그것이 더 오래 동안 병원에서 일할 수 있는 우수한 인재라 믿습니다. 다른 학교 학생들도 우수합니다만 저희 학교 친구들을 아주 성실하고 열정적이었습니다.

저를 포함한 지원자 3명은 대학시절 가장 일찍 등교하여 첫 시간 예습을 열심히 하던 착실한 학생이었고, 시험공부와 봉사활동도 적극 참여하여 교수님들과 친구들이 인정하는 모범적인 간호학생입니다. 기회를 주신다면 늘 노력하는 모습으로 인정받는 간호사가 되기 위해 최선을 다하겠습니다. 감사합니다.

113 면접관들이 지원자의 무엇을 보고 평가하는 것 같나요?

>>>> **Answer**

Tip

병원에서 원하는 답은 딱 한 가지이다. "우리병원이 당신을 왜 뽑아야 하나", 지원자를 합격시키고 병원에 근무시킬 때 얼마나 활용가치가 있을 것인지가 중요한 관건일 것이다. 또 내가 강점으로 내 세우는 것을 강조하는 것도 좋은 답변 방법이다.

114 나와 의견이 맞지 않는 사람과 부딪칠 경우 어떻게 대처하겠습니까?

>>>> **Answer**

먼저 내 주장을 펼치기 보다는 들어주는데 주력하겠습니다. 그리고 한 번 더 고심을 해야 할 것 입니다. 대학시절 저는 실제 이런 경험이 있었습니다.

간호학과를 대외에 홍보하기 위한 프로그램 아이템으로 올바른 음주문화와 건강 체크를 위한 진단과 예방상담을 기획했으나 그 시행방법의 의견차이로 어려움을 겪었습니다. 하지만 저의 생각이 올바르다는 믿음과 많은 팀원들의 지지로 의견이 다른 상대를 이해시키기 위해 많은 노력을 하였습니다. 그래서 짧은 순간 경솔한 행동으로 관계가 끊기는 실수는 하지 않았고, 팀원 모두가 행사를 무사히 마치며 교수님들의 칭찬까지 듣게 되었습니다.

 Tip

서로의 주장은 맞고 틀리고가 아닌 다름을 인정하겠다는 것이 중요한 답변 포인트다. 실제 보는 각도에 따른 이해가 다를 수 있기 때문이다. 또한 실제 경험담이 추가된다면 아주 멋진 인터뷰가 이루어 질 것이다.

115 병원의 노조활동에 대한 본인의 의견을 말해보세요.

>>>> **Answer**

노조의 활동은 아직 학생인 제가 잘 알지 못하는 문제입니다. 하지만 저는 어떤 경우라도 환자의 건강과 이익을 우선적으로 생각하는 의료인이 되겠습니다. 현명하게 대처하겠습니다." 혹은 "전문직 간호사로써 단체활동을 무리지어 한 다는 것은 적합하지 않다는 가치관을 갖고 있습니다. 간호사로써 자부심을 갖고 병원생활을 하겠습니다.

 Tip

강성노조 활동으로 인해 병원운영에 어려움을 겪고 있는 병원이 많다. 그런 병원은 신입간호사 면접, 한 조에 한 명에게 꼭 묻는 것이 바로 노조활동에 대한 개인의 의견이다. 나는 절대 안 하겠다는 것도 구성원으로써 책임을 회피하는 것이며, 반대로 나의 의무와 권리라고 생각한기에 적극적으로 참여하겠다고 말 한다면 경영진이 싫어 할 것이다.

116 환자를 고객이라 불러야 하나요?

>>>> **Answer**

📋 Tip

고객은 서비스 대상자를 의미합니다. 도움이 필요한 분들에게 간호사는 의료서비스를 제공해야 합니다. 그리고 그 서비스 대상자가 환자와 보호자이기 때문에 고객이라 하는 것이 맞습니다. 다만 간호사는 서비스직은 아닙니다. 이런 질문이 올 때만 대답해야합니다. 굳이 먼저 서비스나 고객이란 단어를 사용하지 마시고, 환자나 보호자 혹은 함께 묶어서 대상자라는 표현을 쓰는 것이 좋겠습니다.

117 간호사가 왜 3D 업종입니까?

>>>> **Answer**

간호사는 환자의 생명을 다루는 고귀한 직업입니다. 3D업종이라고는 절대 생각해 본 적이 없습니다. 항상 예비 간호사로서 자부심과 자긍심을 가지고 공부하였습니다. 늘 바쁘고, 배울 것도 많았지만 미래 내가 가질 간호사라는 직업은 일 한 만

큰 보람도 있고, 도움이 필요한 사람을 직접적으로 도와주는 가장 가치있는 직업이라고 생각합니다. 이상입니다.

 Tip

간호사는 3D가 아닙니다. 여기에 말려들어 답변한다면 결코 좋은 점수를 받지 못할 것입니다. 본래 3D란 1980년대 이후 소득수준과 생활수준이 급격히 향상되면서 근로자들이 일하기를 꺼리는 업종을 지칭하는 신조어로, 더러움을 의미하는 dirty, 힘듦을 의미하는 difficult, 위험함을 의미하는 dangerous의 앞 글자를 따 만들었습니다. 간호사는 전혀 해당되지 않습니다.

118 다름과 틀림의 정의와 차이점을 말 해 보세요.

>>>> **Answer**

다르다는 것은 인정 할 수 있다는 것이고, 틀리다는 것은 절대 인정하지 못 하겠다는 것 입니다. 여러 직종의 다양한 사람들과 어울려서 일 해야 하는 간호사는 상대방의 의견이 다소 내 가치관과 다르더라도 들어주고 반응해 줄 수 있어야 합니다.

119 수술실 간호사가 며칠 째 연락 없이 그만 둔 상황에서 간호사 어머님이 딸만 옹호했다면 어떻게 생각 생각합니까?

>>>> **Answer**

120 첫 월급을 받으면 하고 싶은 게 뭐가 있습니까?

>>>> **Answer**

121 외부에서 우리 조직을 나쁘게 보고 욕하면 어떻게 하겠습니까?

》》》 **Answer**

122 당신이 면접관이라면, 창의성을 알아보기 위해 어떻게 하겠습니까?

》》》 **Answer**

123 절대 면회금지 환자 혹은 격리환자의 보호자 5명이 제주도에서 면회하기 위해 올라왔다. 어떻게 대처해야 하겠습니까?

〉〉〉〉 **Answer**

 Tip

환자를 만나게 해 주겠다 혹은 절대 정해진 규칙대로 처리하겠다는 식의 중요결정을 확정내리는 것은 불편한 결과를 나을 수 있다. 그리고 신규 간호사로써의 대처 요령을 묻는 것이기에 더더욱 그렇다. 어떻게 하면 그들의 입장과 의료진의 입장을 잘 절충 할 것인지 고민할 필요가 있을 것이다. 가장 인간적으로 어떻게 처리 할 것인지를 답변하자.

◆ 목표비전

124 입사 후 어떤 계획들을 갖고 있습니까?

》》》 **Answer**

125 똑똑한 간호사는 어떤 간호사인가요?

》》》 **Answer**

126 50살에는 뭐 하고 살고 있을까요?

>>>> **Answer**

127 앞으로 어떤 간호사가 되고 싶나요?

>>>> **Answer**

128 어떤 생활신조를 갖고 있습니까?

>>>> **Answer**

📋 **Tip**

좌우명이나 좋아하는 격언 정도로 이해하면 될 것이다. 당연히 간호사라는 나의 직업과 연관성을 가지고 설명할 수 있도록 이야기 해야 할 것이다.

◆ 개인성향

129 면접오기 전, 오늘 아침에는 뭐 했습니까?

>>>> **Answer**

다른 날보다 일찍 일어나서 거울보고 웃는 연습을 했습니다. 그리고, 꼭 합격 하자는 긍정적인 주문을 열 번 이상 외쳤습니다. 기분 좋게 하루를 시작해서 지금 면접에 임하기에 자신 있습니다. 최선을 다해 면접에 임하겠습니다. 감사합니다.

130 간호사는 duty 때문에 교회 다니기 어려운데 어떻게 하죠?

>>>> **Answer**

📋 **Tip**

종교병원(기독교)의 경우 독실한 신자임을 지원서나 자기소개서에 명시하다보면 이런 질문이 나올 수 있다. 신앙이라는 것은 단순히 정해진 예배 시간을 지키는 것이 중요한 것이 아니고 내 마음속에 늘 감사한 마음을 가지고 이웃을 사랑하고 희생과 봉사를 실천하며, 성경의 가르침대로 늘 실천하려 애쓰는 것이 충분한 믿음의 실천일 것이다.

131 스트레스를 어떻게 풀어내는지 말해보세요.

>>>> **Answer**

132 요즘 간호사들이 몇 개월 되지 않아 일이 힘들어 그만두는 경우가 많은데 자신은 어떻게 할 것인지 말해보세요.

>>>> **Answer**

133 진정한 친구란 어떤 것이라고 생각합니까?

>>>> **Answer**

134 인생에서 가장 힘들었을 때는 언제인가요?

>>>> **Answer**

135 기회가 된다면 미국이나 다른 외국에 갈 생각이 있나요?

>>>> **Answer**

📋 **Tip**

어떻게 답변해야 병원에서 나를 뽑아줄 지는 쉽게 알 수 있다. 그렇다고 절대 외국에 나갈 일은 없을 겁니다는 표현보다는 선진 의료를 배우기 위해 연수의 기회가 제공된다면 적극적으로 나가 볼 계획이라는 것이 더 좋겠다.

136 돈이란 간호사에게 있어서 무엇일까요?

>>>> **Answer**

137 행복이란 무엇이라 생각합니까?

>>>> **Answer**

📋 **Tip**

행복이 무엇인지 주관적인 입장을 말 할 수 있는 사람은 행복하게 살고 있거나 앞으로 행복하게 살 자격이 있는 사람이다. 모든 병원은 즐겁고 행복하게 병원생활을 할 수 있는 간호사를 뽑고자 한다.

138 결혼과 연애의 차이점은 무엇입니까?

>>>> **Answer**

139 자신을 동물 혹은 식물에 비유하여 설명해 보세요.

>>>> **Answer**

140 선배 간호사가 나보다 어리다면 어떻게 대하겠습니까?

>>>> **Answer**

📋 **Tip**

열심히 배우겠다고 할 것이다. 다만 병원 내에서만큼은 선배로 깍듯이 모시겠다는 전제조건은 달지 않았으면 한다.

전국 종합병원
100%
알고가기

	병원명	종류	병상수	병원장	간호부서장	직위	주소
⋯ 서울 ⋯							
1	가톨릭대학교 서울성모병원	상급종합	1322	승기배	홍현자	간호부원장	서울특별시 서초구 반포대로 222
2	가톨릭대학교 여의도성모병원	상급종합	510	문정일	김파근	부장	서울특별시 영등포구 63로 10
3	강북삼성병원	상급종합	700	신호철	박미란	부장	서울특별시 종로구 새문안로 17
4	건국대학교병원	상급종합	878	한설희	박영림	부장	서울특별시 광진구 능동로 120-1
5	경희의료원 (경희대학교병원)	상급종합	1100	임영진	이명해	본부장	서울특별시 동대문구 경희대로 23
6	고려대학교 구로병원	상급종합	897	김우경	이용규	부장	서울특별시 구로구 구로동로 148
7	고려대학교 의과대학부속병원 (고려대학교 안암병원)	상급종합	977	박승하	이은숙	부장	서울특별시 성북구 인촌로 73
8	삼성서울병원	상급종합	1983	송재훈	김미순	본부장	서울특별시 강남구 일원로 81

설립연도	비전	채용시기	특징
1977년 8월 1980년 5월 강남성모병원 개원 2009년 3월 가톨릭대학교 강남성모병원이 서울성모병원으로 개원	생명을 존중하는 세계적인 첨단 병원	6월경	2008년 10월 CMC nU 시스템 가동 2010년 7월 JCI 인증획득 2011년 의료기관 인증획득 직원수 3500명
1936년 중구저동 초창기 1961년 명동소재 이전 1986년 여의도신축이전 2010년 '가톨릭대학교 여의도성모원'으로 병원명칭 개칭	CMC비전 2020 생명을 존중하는 세계적인 첨단 병원 비전 - 실속있고 경쟁력있는 대학병원 - 최고수준의 특화 진료센터 및 특수 클리닉 개발 - 차별화된 의료시스템 및 서비스 제공 - 신의료기술개발 및 임상연구 활성화	6월경	2010년 2월 CMC nU 오픈 (EMR 시스템) 2011년 3월 의료기관 인증획득
1968년 11월 고려병원개원 1995년 강북삼성병원으로 명칭변경 2008년 삼성의료원 출범	happinnovation 환자중심진료와 토털헬스케어의 글로벌 리더 최고의 의술로 질병치료와 국민 건강증진에 기여함으로써 삶의 질을 향상시키는 건강관리 목적	7월경	2011년 삼성전자와 모바일병원 MOU체결 최첨단 스마트 병원으로 도약 전 의료진에게 갤럭시탭 지급 및 환자설명용 갤럭시 노트 병동 보급 2011년 1월 의료기관 인증획득
1931년 사회영 중앙실비진료원 개원 1982년 학교법인 건국대학원 부속 민중병원으로 개칭 2002년 건국대학교병원으로 개칭 2005년 건국대 서울캠퍼스 남단에 새 병원 개원	구료제민의 창립정신을 발전적으로 계승하고 수준높은 진료, 교육, 연구를 통하여 인류 공동체의 건강한 삶에 기여한다. Beyond the BEST	8월경	2011년 2월 보건복지부 의료기관 인증획득
1966년 의과대학 부속 안암 한방병원 개원 1971년 10월 경희의료원 개원	환자를 소중히 여기는 인간중심주의를 지향하는 의료원 인류를 질병으로부터 해방시켜 문화복지사회를 구현하는 의료원	10월경	2011년 3월 의료기관 인증획득
1983년 9월 개원	신뢰와 조화를 바탕으로 새로운 도약을 위해 전진하는 고려대학교 구로병원 비전 : 믿음주는 환자중심병원 미션 : 생명을 존중하는 보건의료의 핵심리더를 양성하고, 최첨단의 진료를 제공하며, 혁신적 의료기술을 연구개발하고 응용 발전시켜 인류사회에 공헌한다.	6월경	전직원 2011명중 간호직 791명 2011년 2월 의료기관 인증획득
1941년 9월 동 부속병원 개원 1948년 서울여자의과대학 부속병원으로 개칭 1971년 고려대학교 의과대학 부속 우석병원으로 개칭 1976년 고려대학교 의과대학 부속병원으로 개칭 1983년 고려대학교 의과대학 부속 혜화병원으로 개칭 1991년 안암병원 신축이전 개원	세계적인 의료기관으로의 도약 고려대학교 안암병원 미션 : 생명을 존중하는 보건의료의 핵심리더를 양성하고, 최첨단의 진료를 제공하며, 혁신적 의료기술을 연구개발하고 응용 발전시켜 인류사회에 공헌한다. 비전 : 첨단연구와 최상의 의료를 실현하는 글로벌 리더병원	6월경	2009년 JCI(국제의료기관) 인증획득 2011년 2월 보건복지부 의료기관 인증획득 2012년 JCI 재인증 획득
1994년 11월 개원	삼성서울병원이 2020년까지 글로벌 선도병원으로 도약하기 위해 새로운 '비전2020, 환자행복을 위한 의료혁신(Happiness Through Healthcare Innovation)'을 발표하고 환자행복과 의료혁신을 함축적으로 융합한 '해피노베이션20*20 (Happinnovation 20*20)'을 슬로건으로 채택하여 전면적인 혁신을 시작합니다. 환자행복/환자중심 진료 시스템/스마트 병원/ 특성화 센터 육성 * '최선의 진료, 첨단의학연구, 우수 의료인력 양성을 통해 국민보건 향상에 기여'하는 것을 설립이념	5월경	2011년 1월 보건복지부 의료기관 인증획득 전체직원 7500명 중 간호사 2300명 종합의료정보시스템(SMIS), 의학영상저장전송시스템(PACS), 임상병리 자동화 시스템, 물류자동화 등 진료 인프라

	병원명	종류	병상수	병원장	간호부서장	직위	주소
9	서울대학교병원	상급종합	1792	오병희	송경자	본부장	서울특별시 종로구 대학로 101
10	서울아산병원	상급종합	2698	박성욱	김연희	본부장	서울특별시 송파구 올림픽로43길 88
11	순천향대학교 서울병원	상급종합	749	서유성	유재연	부장	서울특별시 용산구 대사관로 39
12	연세의대 강남세브란스병원	상급종합	805	이병석	우금명	국장	서울특별시 강남구 언주로 211
13	연세대학교 의과대학 세브란스병원	상급종합	2086	정남식	김소선	부원장	서울특별시 서대문구 연세로 250
14	이화여자대학교 의과대학 부속 목동병원	상급종합	857	유 권	최심영	부원장	서울특별시 양천구 안양천로 1071
15	인제대학교 상계백병원	상급종합	657	김홍주	유미라	부장	서울특별시 노원구 동일로 1342

설립연도	비전	채용시기	특징
1954년 서울대 의대 부속병원 개원 1968년 서울대학교병원 신축기공 1985년 어린이병원 개원 2011년 서울대학교암병원 개원	미션: 서울대학교병원은 세계 최고수준의 교육, 연구, 진료를 통하여 인류가 건강하고 행복한 삶을 누릴 수 있도록 한다. 비전: 최상의 진료로 가장 신뢰받는 병원/생명의 미래를 여는 병원/세계 의료의 리더를 양성하는 병원/의료선진화를 추구하는 정책협력병원	6월경	2011년 1월 보건복지부 의료기관 인증획득
1989년 6월 개원 2002년 서울중앙병원에서 서울아산병원, 신규CI선포	미션: 끊임없는 도전과 열정으로 높은 수준의 진료, 교육, 연구를 성취함으로써 인류의 건강한 삶에 기여한다. 비전: 누구에게나 가장 신뢰 받는 병원/ 직원 모두가 행복하고 긍지를 느끼는 병원/창의적인 연구와 충실한 교육이 이루어지는 병원/최적의 의료를 제공하는 병원/건실한 경영으로 선장, 발전하는 병원	6월경	2011년 3월 보건복지부 의료기관 인증획득
1974년 순천향병원 개원 1978년 순천향 의과대학 부속 순천향병원으로 개칭 1985년 순천향대학병원으로 개칭 1992년 순천향대학병원 의과대학부속병원으로 명칭변경	미션: 인간사랑의 순천향 정신을 바탕으로 최고의 의료서비스를 제공하여 국민의 건강한 삶에 기여한다. 비전: 서울중심의 최고 의료기관	7월경	우리나라 의료법인 1호 2011년 4월 보건복지부 의료기관 평가 인증획득
1983년 연세대학교 부속 영동병원 개원 2009년 강남세브란스병원으로 개명	사랑실천, 세브란스 최상의 명품의료서비스 제공	9월경	2006년 U-Severance 도입완료 (EMR,OCS,ERp,DW,GW) 2010년 4월 JCI (국제의료기관) 인증획득 2011년 1월 보건복지부 의료기관 인증획득 2013년 5월 JCI 인증 재획득
1885년 H,N 알렌이 세운 우리나라 최초의 서양식 병원인 제중원(광혜원)으로 창립. 1962년 연세대학교 의과대학 세브란스병원을 연세의료원으로 개칭 2006년 어린이병원 개원 2008년 암병원 기공식	국내 최초로 진료의 전문화를 통한 의료의 질 향상을 추구 사명: 하나님의 사랑으로 고객을 섬김으로써 가장 신뢰받는 의료기관	9월경	1993년 환자 권리장전 선포 2005년 u-Severance(OCS&EMR) 시스템 open 2007년 국내최초 JCI인증획득 2010년 5월 JCI 재인증획득 2010년 질환별인증(CCPC) 획득 2011년 6월 보건복지부 의료기관 인증획득 2013년 5월 JCI 3차인증획득
1909년 부속병원 구관을 한국 최신규모로 착공 1929년 이화학당을 이화전문학교로 개편 1993년 목동병원 신축 개원	사랑과 신뢰로 환자에게 친숙해질수 있도록 이미지를 만들어감. 여성을 건강하게, 가족을 편안하게 여성이 건강해야 가족이 건강합니다. 미션: 우리는 여성을 위한 전문병원을 최초로 개척하였던 도전정신으로 인류 건강의 질을 높이고, 세계 의료의 지평을 넓힌다. 비전 - 최상의 치유 경험을 선사하는 병원 - 세계 '여성의학'을 선도하는 병원 - 의료계의 상생 모델을 창조하는 병원 - 지역사회 건강의 질을 높이는 병원 - 인재들이 함께 인하고 싶어하는 병원	6월경	2011년 2월 보건복지부 의료기관 인증획득 2011년 7월 JCI 인증획득 2014년 6월 JCI 재인증 획득
1989년 상계백병원 개원	미션: 인술제세(仁術濟世)의 이념을 바탕으로 최고 수준의 진료, 연구, 교육을 통하여 인류의 건강하고 행복한 삶에 기여한다. 비전: 창의적 연구와 교육 / 최고의 진료로 신뢰받는 병원 / 이웃과 함께하는 병원 / 합리적 조직경영	백병원 동일 8월경	2011년 4월 보건복지부 의료기관 인증획득

	병원명	종류	병상수	병원장	간호부서장	직위	주소
16	중앙대학교병원	상급종합	870	김성덕	김복순	부장	서울특별시 동작구 흑석로 102
17	한양대학교병원	상급종합	825	권성준	애정희	국장	서울특별시 성동구 왕십리로 222
18	인제대학교 부속 서울백병원	상급종합	348	최석구	전도연	부장	서울특별시 중구 마른내로 9
19	가톨릭대학교 성바오로병원	종합	400	김영인	김병수	부장	서울특별시 동대문구 왕산로 180
20	CHA의과학대학교 강남차병원	종합	202	윤태기	이승신	부장	서울특별시 강남구 논현로 566
21	강동경희대학교병원	종합	739	박문서	김숙녕	본부장	서울특별시 강동구 동남로 892
22	한림대학교 강동성심병원	종합	695	송경원	박인옥	부장	서울특별시 강동구 성안로 150
23	강서미즈메디병원	종합	100	김태윤	조명규	부장	서울특별시 강서구 강서로 295
24	구로성심병원	종합	221	박선효	조성현	부장	서울특별시 구로구 경인로 427

설립연도	비전	채용시기	특징
1968년 개원	미션: 창의적인 진료, 연구, 교육시스템을 통해 인류의 건강과 행복에 기여한다. 비전: 신뢰받는 Healthcare System을 구축한다. (새로운 진료 패러다임 실현/융합연구를 통한 산업화/경쟁력있는 리더 양성)		2011년 8월 보건복지부 의료기관 인증획득
1972년 부속병원 개원	최상의특성화된의료서비스로고객중심병원이되겠습니다. - 병원장인사말: '사랑의실천'이라는 설립이념으로 개원하여 국민의 건강을 지키기 위한 봉사 정신으로 진료와 연구, 의학교육을 통해서 국민보건 향상을 위해 최선을 다하고 있습니다. '사랑의 실천'으로 고객을 섬기고 가족같이 따뜻한 병원이 되겠습니다. 실력과 경험을 갖춘 의료진, 최근 병실의 환경개선을 통해 넓고 쾌적한 진료공간, 첨단 의료장비 등 최상의 의료서비스를 제공하는 한양대학교병원은 고객중심의 병원이 되겠습니다. 또한 고령화 사회에 대비해 노인성질환에 대한 연구 및 특화클리닉 등을 활성화 하겠습니다.	7월~8월경	2003년 PACS(의료영상정보전달시스템)도입 2006년 영상 EMR도입 2007년 전자진료카드시스템 도입 2011년 6월 보건복지부 의료기관 인증획득
1969년	건강한 미래를 여는 약속, 서울백병원이 지키겠습니다.	백병원 동일 10월경	2011년 2월 보건복지부 의료기관 인증획득
1944년 제기동 시약소로 출발 1961년 가톨릭의과대학 성바오로병원 개원 1997년 가톨릭대학교 성바오로병원으로 명칭변경	CMC비전2020 생명을 존중하는 세계적인 첨단의료 - CMC비전2020핵심가치 : 생명존중과 의료선교/환자우선의 전인치료/윤리에 기초한 창의적인 연구/성숙하고 역량있는 전문인력 양성/상호신뢰와 윤리경영	9월경	2011년 4월 보건복지부 의료기관 인증평가 인증획득
1984년 차산부인과를 모태로 개원	비전: 고객으로부터 가장 존경 받는 세계중심의 차병원 미션: 인간 존중의 정신과 도전정신으로 창의적 연구, 최고 수준의 진료, 글로벌 의료인재 양성을 실현하여 인류의 미래건강과 행복한 삶에 이바지 한다.	차병원 그룹동일 8월경	2013년 1월 보건복지부 의료기관 인증평가 인증획득
2006년 개원	VISION 2015 미션: 창의적 도전으로 의생명과학의 미래를 선도하고 인류 건강증진에 기여한다. 비전: 소통과 융합으로 의료의 미래를 창조하는 병원	10월경	2011년 3월 보건복지부 의료기관 인증획득
1986년 10월 한림대학교강동성심병원개원	미션: 세계인류의 행복추구/ 국민 보건의료의 주춧돌/사랑과 평등의 의료실천 비전: "생명을 존중하며 이웃과 함께하는 첨단 의료기관"	9월경	1995년 한림대학교강동성심병원 진료전산화(OCS) 오픈 2011년 12월 보건복지부 의료기관 인증평가 인증획득
1963년 제일병원 개원 1991년 강남 미즈메디 개원 2000년 강서구에 개원	설립이념: 환자가 만족하는 병원/직원이 만족하는병원/국가와 사회에 기여하는 병원 미션 - 집처럼 편하게 정확한 진단과 올바른 치료를 한다. - 연구를 통해 새로운 기술과 지식을 개발하고 전파한다. - 전문가들을 교육할 수 있는 초전문적인 실력배양에 전력한다. 비전 - 연구와 진료에 있어서 세계적인 여성전문병원 - 새로운 기술과 지식에의 무한 탐구	8월경	여성전문병원 2012년 3월 JCI 국제인증 획득 2013년 1월 보건복지부 지정 의료기관 인증획득
1990년 화상특화병원개원(경기도 부천) 2000년 구로성심병원 개원	구로 성심병원은 본원을 찾은 모든 이용자들에게 밝은 미소, 희망을 주고자 최고의 의료진과 최첨단 의료기기를 갖추어 최상의 의료서비스를 실천하고 있습니다. 가장친절한병원/가장쾌적한병원/가장신뢰받는병원	2월경/수시	화상특회의료기관 화상환자의 치료 및 재활에 대한 필요를 충족시킬 수 있는 특성화 병원으로 운영 발전

	병원명	종류	병상수	병원장	간호부서장	직위	주소
25	국립경찰병원	종합	500	김영중	이경희	직무대행	서울특별시 송파구 송이로 123
26	국립중앙의료원	종합	536	윤여규	허정인	부장	서울특별시 중구 을지로 245
27	금강아산병원	종합	90	김형국	이점주	과장	서울특별시 용산구 이촌로 318
28	김포공항우리들병원	종합	200	최 건	유정희	부장	서울특별시 강서구 하늘길 70
29	대림성모병원	종합	320	김광태	이선숙	부장	서울특별시 영등포구 시흥대로 657
30	동부제일병원	종합	87	홍정용	고연미	부장	서울특별시 중랑구 망우로 511
31	동신의료재단 동신병원	종합	280	김갑식	안혜원	부장	서울특별시 서대문구 연희로 272
32	메디힐병원	종합	130	민상진	송명희	부장	서울특별시 양천구 남부순환로 331
33	명지성모병원	종합	254	허춘웅	강영선	부장	서울특별시 영등포구 도림로 156
34	베스티안병원	종합	120	김경식	이미숙	이사	서울특별시 강남구 도곡로 429
35	삼육서울병원	종합	429	최명섭	정순주	부장	서울특별시 동대문구 망우로 82

설립연도	비전	채용시기	특징
1949년 10월 개원	비전 2015: 경찰을 건강하게, 국민을 편안하게 최상의 의료서비스를 제공합니다. "국민의 행복을 위한" Creative Healthcare 리더 미션: 우리는 경찰, 소방공무원과 국민에게 신뢰를 주는 의료서비스를 제공하고 건강하고 행복한 삶을 누리는데 기여한다.	경찰병원 공무원경쟁 채용시험 시행계획에 따른 채용공고 2014년 10월 2일 (최근)	국립종합병원
1958년 국립중의료원 낙성식 2010년 국립중앙의료원 출범	국민건강과 의료의 새로운 시작 국립중앙의료원 미션: 누구에게나 최상의 진료를 제공하고 행복한 삶을 누릴수 있도록 한다. 비전: 신개념 공공의료를 선도하는 최고의 국가병원	공지 없음	
1980년 금강병원으로 개원 1989년 아산재단 인수, 금강아산병원으로 개칭	비전: '친절을 생활화 하여 고객감동의 실현' '양질의 의료서비스를 위해 연구하고 배우는 병원' '주인의식을 갖고 의욕적이고 능동적으로 회복하며 웃으며 일하는 병원'	공지 없음	아산재단병원
2008년	상세토란 상하이-서울-도쿄를 잇는 메디컬 벨트로 우리들 병원이 아시아 의료의 중심으로 우뚝 서겠다는 전략과 구상을 의미한다.		2011년 보건복지부 지정 '척추전문병원'
1969년 영등포기독병원 개원 1970년 대림성모병원으로 개명	환자가 더욱 행복한 병원 대림성모병원	수시지원	
1983년	동부제일병원은 환자제일주의를 추구합니다. 환자 한분,한분을 가족처럼 이라는 모토를 가지고 환자의 건강과 행복한 삶을 책임지는 지역의 건강지킴이입니다.		
1990년	사랑으로 인술을 펼치는 환자중심의 동신병원 환자를 최우선하는 병원, 높은 의료수준으로 봉사하는 병원, 이웃을 사랑하는 윤리적인 병원	9월경/ 수시접수	
1980년 서안복음병원으로 시작 2007년 3월 메디힐병원으로 개칭	환자 여러분의 소리에 항상 귀기울이겠습니다. 환자 여러분의 입장에서 생각하겠습니다. 환자 여러분의 가족이 되겠습니다.		기독교
1984년 개원 1998년 뇌졸중 센터 개설	비전: 세계최고의 뇌혈관질환 전문병원을 지향한다. 미션: 하나님의 사랑으로 인류를 행복하고 건강하게 한다.	수시접수	뇌혈관질환 전문병원 2005년 보건복지부 지정 전문병원 시범사업 '뇌혈관질환 전문병원' 선정 2011년 10월 보건복지부 뇌혈관질환 전문병원 지정 2013년 11월 보건복지부 의료기관 인증획득
1990년 순화의원으로 개원 2002년 종합병원으로 증축후 화상질환 전문병원으로 지정	환자를 먼저 생각하는 병원 베스티안의 마음입니다.	2월경	2011년 '화상질환 전문병원' 지정(보건복지부) 2012년 7월 보건복지부 의료기관 인증획득
1908년 미국 선교사 노셀(Riley Russell)박사 순안병원 창설 1947년 경성요양원을 서울위생병원으로 개칭 2009년 삼육서울병원으로 명칭 변경	설립목적 치료: 적절하고 합법적인 모든 매체나 수단을 동원해서 환자의 고통을 완화시키고 전인치료에 임한다. 선교: 의료선교사업을 통하여 크신 의원이신 예수그리스도의 사업을 발전시킨다. 교육: 건강과 위생에 관한 지식과 병을 예방하고 치료하는 지식을 더욱 촉진시키고 자비와 사랑과 박애정신을 함양한 의사, 간호사, 의료요원, 직원이 되도록 교육하고 훈련시킨다. 사명진술: 예수 그리스도의 생애와 같은 인류애적인 사랑과 정신을 발전적으로 계승하고 성숙하고 역량 있는 최상의 진료, 선교, 교육을 통하여 인류 공동체의 건강한 삶에 기여한다.	9월경/ 수시	1908년 제칠일안식일예수재림교회가 설립한 의료선교기관 2011.12.6 전자의무기록(EMR)시스템 가동 2013년 1월 보건복지부 의료기관 인증획득

	병원명	종류	병상수	병원장	간호부서장	직위	주소
36	서울부민병원	종합	292	정흥태	김은아	과장	서울특별시 강서구 공항대로 389
37	서울성심병원	종합	240	이 송	김영애	부장	서울특별시 동대문구 왕산로 259
38	서울적십자병원	종합	293	성원섭	문숙자	부장	서울특별시 종로구 새문안길 9
39	서울특별시 동부병원	종합	200	김경일	박우옥	팀장	서울특별시 동대문구 무학로 124
40	서울특별시 서울의료원	종합	623	김민기	이인덕	부장	서울특별시 중랑구 신내로 156
41	서울특별시 보라매병원	종합	786	윤강섭	박인숙	부장	서울특별시 동작구 보라매로 5길 20
42	선한이웃병원	종합	173	조원인	이춘원		서울특별시 노원구 화랑로 323
43	성애병원	종합	350	심상준	차정화	부장	서울특별시 영등포구 여의대방로 53길 22
44	세란병원	종합	207	홍광표	이영희	부장	서울특별시 종로구 통일로 256

설립연도	비전	채용시기	특징
1985년 정흥태 정형외과의원 개원 1996년 부민병원 개원 2011년 4월 부민병원 서울 (제3병원) 개원 300병상	비전 2020: 최고를 향한 끊임없는 도전과 유기적 다병원체제로 미래형 의료를 선도하는 병원그룹 미션: 사반세기의 의술로 질병의 치유와 예방을 통하여 인류 건강의 질을 높인다.	11월경/ 수시채용	척추·관절 전문병원 2011년 11월 보건복지부 관절전문 병원지정 2012년 12월 보건복지부 의료기관 인증획득
1991년 서울성심병원 개원	미션: 기독교적인 신앙을 바탕으로 정직·성실·근면하며 성심 성의껏 최선의 의료 서비스를 제공하여 지역의료 발전과 보건의료 향상을 도모하고, 최상·최신 의료기술을 습득하고 교육하며 연구하여 우리나라의 대표적인 수련교육 전문종합 병원을 지향함	수시	정형외과 전문병원(기독교) 2005년 보건복지부 관절·척추 전문병원으로 시범 운영 2011년 보건복지부 정형외과 전문병원지정 2014년 6월 보건복지부 의료기관 인증획득

1905년 고종황제 칙령 제 47호로 설립	사명: 아픔이 있는 곳에 인류애를 실천하는 병원
	비전 - 적정진료를 선도하는 신뢰받는 병원
	  - 진료받고 싶은 병원, 일하고 싶은 병원
	  - 재정자립을 통해 지속적으로 성장하는 병원
		9월경	1945년 미국적십자사 전시사업부 특파원 골디, 경성적십자병원을 일본적십자사로부터 접수하여 서울적십자병원으로 개칭

1929년 부민병원으로 설립
1957년 동대문 용두동으로 이전 - 시립동부병원으로 개칭
2002년 신축원으로 이전
2009년 서울특별시 동부병원으로 명칭 개정
	미션: 시민의 건강증진을 실현하는 최고의 공공병원
	비전 - 지역사회의 자랑이 되는 병원
	  - 신뢰와 감동을 주는 병원
	  - 열정과 자부심으로 일하는 병원
		9월경	2008년 12월 산재보험 요양의료기관 지정
			2008년 4월 병무청 지정기관 인정
			2011년 보건복지부 말기암환자 전문의료기관 지정

1977년 서울특별시 시립강남병원으로 개원	미션: 시민의 건강증진을 실현하는 최고의 공공병원 핵심가치: 고객중심/협력과 소통/ 교육연구/창조경영	10월경	1996년 8월 노인, 정신 전문병동 개설(노인병상 32, 정신병상 30) 2005년 호스피스 출범 2013년 6월 보건복지부 의료기관 인증획득 2013년 7월 보건복지부 '보호자 없는 병원' 시범사업 운영 (100병상) 2013년 2013 희망서울 정책박람회 시민이 선택한 최고의 정책 '환자안심병원' 선정 2013년 12월 일반병상 전체(호스피스병상 등 특수병상 제외) 환자안심병원 운영 (380병상)
1955년 구 영등포 시립버우언으로 출발 1987년 서울특별시가 위탁하여 서울대학교병원이 운영	"최상의 의료를 모든시민에게" Best for Most 미션: 모든 서울시민에게 최상의 의료서비스를 제공	7월경	1992년 응급의료센터 지정 (보건복지부) 2011년 8월 보건복지부 의료기관 인증획득
2007년	하나님은 치료하고 우리는 봉사한다 - 지역사회를 섬기는 병원 - 열방을 품는 선교기지 병원 - 의료선교사 학생 훈련병원	5월~ 6월경	반민촌 무료진료로 시작하여 2007년 개원
1968년 성애의원 개원 1982년 비영리 의료법인 인가	미션: 헌신적인 사랑과 최상으로 진료로 인류의 건강과 삶이 기여한다.	9월~ 10월경	성애의료재단, 광명의료재단병원

1987년 정형외과 전문병원 개설
1995년 종합병원으로 승격
	비전 - 국민건강과 지역주민의 의료복지 증진
	  - 편중되지 않은 의료이념의 실현
	  - 진실된 환자 중심의 병원
	  - 복지사회 구현에 기여
		수시	

	병원명	종류	병상수	병원장	간호부서장	직위	주소
45	소화아동병원	종합	130	김덕희	현 숙	부장	서울특별시 용산구 청파로 383
46	에이치플러스양지병원	종합	265	김상일	김은순	부장	서울특별시 관악구 남부순환로 1636
47	원자력의학원	종합	503	이창훈	강영순	부장	서울특별시 노원구 노원길 75
48	원진재단 부설 녹색병원	종합	400	양길승	배순영	부장	서울특별시 중랑구 사가정로49길 53
49	EMC을지병원 (서울을지병원)	종합	602	홍서유	박영우	국장	서울특별시 노원구 한관비석로 68
50	제일병원	종합	300	민응기	김현주	부장	서울특별시 중구 서애로1길 17
51	중앙보훈병원	종합	961	하우송	최운규	부장	서울특별시 강동구 진황도로61길 53
52	청구성심병원	종합	211	소상식	이순열	부장	서울특별시 은평구 통일로 873
53	충무병원	종합	100	이도영	김희선	과장	서울특별시 영등포구 영등포로36길 13
54	프라임병원	종합	95	양수호	김명숙		서울특별시 성동구 동일로 133
55	한림대학교 부속 강남성심병원	종합	559	이 열	임은주	부장	서울특별시 영등포구 신길로 1
56	한림대학교 부속 한강성심병원	종합	217	전 욱	이정숙	부장	서울특별시 영등포구 버드나루로7길 12
57	한전의료재단 한전병원	종합	454	김대환	김정인	부장	서울특별시 도봉구 우이천로 308

설립연도	비전	채용시기	특징
1946년 소화의원 개설 1981년 소화아동병원 신축이전 개원	미션: 소아청소년의 건강을 통해 꿈을 지키며, 행복한 미래를 만드는데 기여한다.	채용시까지	2005년 소아과 전문병원 시범병원 지정(보건복지부) 2011년 '소아청소년과 전문병원' 지정(보건복지부)
1976년 김철수 내과 김란희 산부인과 개원 1980년 양지병원 개원	누구에게나 가장 신뢰받는 병원 최적의 의료를 제공하는 병원, 직원 모두가 행복하고 긍지를 느끼는 병원 건실한 경영으로 성장, 발전하는 병원을 만들어 갑니다. - 나눔과 배려가 있는 병원 - 정직과 신뢰가 있는 병원		2007년 보건복지부 지정 지역응급 의료기관 선정
1963년 방사선의학연구소로 출범 1973년 한국원자력연구소 부속 원자력병원으로 개편 2002년 원자력의학원 출범	"혁신적 암 치료를 선도하는 세계 방사선의학의 중심" "GO! Together" 미션: 방사선등의 의학적 이용 및 연구개발업무 수행 및 최상의 암진료를 통해 인간의 건강한 삶에 기여한다.	10월경	2012년 11월 보건복지부 의료기관 인증 획득
2003년 녹색병원 개원	지역사회와 함께 만드는, 삶의 질을 높이는 공익병원 만드는 것을 사명으로 삼고 있으며, '따뜻한 병원, 돌보는 병원, 편안한 병원'을 표방하고 있습니다. 병원헌장: 녹색은 환경보호와 평화를 의미하는 생명의 색입니다. 녹색에는 안전과 발전, 구호의 뜻이 담겨있습니다.	11월 경	2005년 종합병원내 요양병동 개설
1956년 '박영하 산부인과에서 출발하여 1981년 을지중앙의료원 발족 1995년 서울을지병원 개원 1997년 을지의과대학을 개교	"인간사랑, 생명존중" 인간사랑과 생명의 존엄성을 깊이 인식하고 희생과 봉사를 실천하는 참 의료인 양성	10월경	을지재단 병원 2011년 7월 보건복지부 의료기관 인증획득
1963년 제일병원개원	미션: 여성의 건강과 행복한 삶을 위하여 최고의 전문의료를 제공한다. 비전: 의학계를 선도하는 최고의 여성전문병원	9월경	2012년 1월 보건복지부 의료기관 인증획득
1981년	최상의 보훈복지 서비스를 제공하여 보훈가족의 삶의 질 향상		보훈공단
1977년	종이 없는 의료정보 시스템 OCS, EMR, PACS를 도입하고 응급의학과 전문가 24시간 진료하는 깨끗하고 편리한 환경을 지향합니다.		특성화센터
1949년	우리 삶의 질을 향상시켜서, 건강하고 행복한 생활을 하도록 한다.		종합병원
2000년	신뢰받는 병원, 봉사하는 병원		
1980년 성심중앙유지재단 소속으로 개원 1982년 학교법인 일송학원 한림대학 설립후 대학부속병원으로	미션: '생명을 존중하며 인류의 건강과 행복에 기여한다' 비전: '최상의 진료로 신뢰받는 병원', '연구하고 혁신하는 병원', '환자와 직원이 행복한 병원'이라는 세 가지 비전	9월경	2013년 11월 보건복지부 의료기관 인증획득
1971년 중앙대학교 의과대학부속 한강성심병원 개원 1982년 병원명칭을 학교법인 일송학원 한림대학 한강성심병원으로 변경	미션: 최선의 진료로 화상환자의 건강하고 아름다운 삶에 기여한다. 비전 - 첨단진료와 전문화로 최고의 화상전문병원이 된다. - 창의적 도전과 선도적 연구로 세계적인 연구중심병원이 된다. - 국내외 화상치료 소외지역에 사랑을 실천하는 병원이 된다. - 고객을 사랑하고 존중하는 병원이 된다. - 교직원 모두가 주인의식과 증지를 느끼는 행복한 병원이된다.	9월경	2006년에는 보건복지가족부에서 화상전문응급의료센터로 지정 2014년 1월 보건복지부 의료기관 인증획득
1937년	이웃과 함께하는 한전병원		지역응급의료센터

	병원명	종류	병상수	병원장	간호부서장	직위	주소
58	혜민병원	종합	320	김상태	박금순	부장	서울특별시 광진구 자양로 85
59	홍익병원	종합	336	라석찬	이미숙	부장	서울특별시 양천구 목동로 225
60	희명병원	종합	166	최백희	지동옥	부장	서울특별시 금천구 시흥대로 244
::: 경기 :::							
1	분당서울대학교병원	상급종합	1094	이철희	조문숙	본부장	경기도 성남시 분당구 구미로 172번길 82
2	순천향대학교 부천병원	상급종합	984	황경호	황태희	부장	경기도 부천시 원미구 조마루로 170
3	아주대학교병원	상급종합	1098	유희석	함형미	부장	경기도 수원시 영통구 원드컬로 164
4	인제대학교 일산백병원	상급종합	747	서진수	박영미	부장	경기도 고양시 일산서구 주화로 170
5	한림대학교 성심병원	상급종합	890	정기석	김종란	부장	경기도 안양시 동안구 관평로 170번길 22
6	가톨릭대학교 부천성모병원	종합	517	백민우	Sr. 김정숙	부장	경기도 부천시 원미구 소사로 327 (소사동)
7	가톨릭대학교 성빈센트병원	종합	792	조계순	이광미	부장	경기도 수원시 팔달구 중부대로 93

설립연도	비전	채용시기	특징
1970년	지역주민을 우선으로하는 서울 동북부 최고 거점병원	수시채용	
1972년	한 개인이나 가정이 진정으로 행복하려면 건강과 질이 우선이라고 생각합니다.	상시채용	
2000년	수술횟수보다는 수술만족도가 더욱 높은 병원 누구보다 앞서가는 병원 이웃사랑을 직접 실천하는 병원	11월경	의료법인희명종합병원
1885년 대한민국최초의 국립병원인 제중원을 시작 2003년 6월 서울대학교병원 최초의 분원으로 개원	세계 의료의 표준을 선도하는 국민의 병원 Lwad the Standard, Build the Trust 미션 : 분당서울대학교병원은 세계 최고의 교육, 연구, 진료를 통하여 인류가 건강하고 행복한 삶을 누릴 수 있도록 한다. 비전 : 세계의료의 표준을 선도하는 국민의 병원 - 미래의료를 앞당기는 병원 - 환자중심의 최적의료를 구현하는 병원 - 삶의 가치를 높이는 병원 - 국민에게 가장 신뢰받는 병원	5월~ 6월경	2011년 1월 보건복지부 의료기관 인증획득 2011년 7월 EMR적용모델 7단계 인증획득 특성화 센터 - 노인의료센터, 심장혈관센터, 뇌신경센터, 관절센터, 척추센터, 폐센터, 암센터, 건강증진센터, 소화기센터
2001년 순천향대학교 부천병원 개원	미션 : 환자가 선택할 수 있는 최고의 병원 VISION 2020 서부권 최고의 중증환자 진료기관	6월~ 7월경	2011년 2월 보건복지부 의료기관 인증획득 인재상 - 5Value 창의성 진취성 협조성 신뢰성 고객지향성
1994년 개원	미션 : '우리는 항상 당신 곁에 있으며, 당신의 아픔을 치유하기 위하여 끊임 없이 헌신한다.'	6월~7월경	2011년 국제의료기관위원회 (JCI) 인증획득 2011년 3월 보건복지부 의료기관 평가 인증획득 2014년 JCI 재인증
1999년 12월에 개원	미션 : 인술제세와 인덕제세의 창립정신을 바탕으로 인류의 건강한 삶을 위하여 책임을 다하는 병원 비전 : 환자가 오고 싶고 교직원이 일하고 싶은 병원	백병원 동일 8월경	2011년 4월 보건복지부 의료기관 인증획득
1999년 개원	미션 : "인간의 존엄성과 생명의 가치를 존중"하며 "도전과 혁신을 통한 건강한 삶"과 행복한 사회 구현이 주춧돌이 된다. 비전 : 끊임없이 연구하고 도전하는 혁신적인 병원 / 소통을 중시하며 보람과 긍지를 느끼는 병원/ 고객과 직원이 모두 행복한 병원	9월경	2011년 6월 보건복지부 의료기관 인증획득
1962년 가톨릭의대 부속 성가병원으로 개설 1983년 병원 이전 개원 (경기도 부천시)	CMCVision 2020 생명을 존중하는 세계적인 첨단의료 중장기 경영비전 : 수도권 MEDICAL TOP 20 경영비전 : 발전적 현신으로 새로운 가치 창출실현		2011년 7월 보건복지부 의료기관 인증획득
1963년 독일 파데르본 성빈센트드뽈 자비의 수녀회에서 설립구상 1967년 가톨릭대학 제 5 부속병원으로 개원	사랑으로 하나되는 세계속의 성빈센트 St. Vincent's Care System 1841 비전 선언문 - 빈센트 성인의 영성에 따라 질병으로 고통받는 이들을 위해 치유자이신 예수그리스도를 우리안에 재현한다. - 모든 치유과정에서 사랑과 섬김을 실현하여 세계속의 가톨릭 의료를 선도하는 병원이 된다. - 생명 윤리에 기초한 첨단 연구와 최상의 전인치료를 제공하여 신뢰받는 병원이 된다. - 환자와 그 가족에게 봉사하고 주민의 건강증진과 지역 사회 발전에 기여하여 사랑받는 병원이 된다. - 상호존중과 배려를 바탕으로 저마다의 역량을 최대한 발휘하여 자랑스런 병원이 된다. 핵심가치 : 상호공감/실행중시/혁신추구/생명존중/최고지향	7월경	2009년 11월 CMC nU system 오픈 2011년 3월 보건복지부 의료기관 인증획득

	병원명	종류	병상수	병원장	간호부서장	직위	주소
8	가톨릭대학교 의정부성모병원	종합	706	전해명	임성자	국장	경기도 의정부시 천보로 271
9	강남병원	종합	350	정영진	박진아	팀장	경기도 용인시 기흥구 중부대로 411
10	경기도의료원 수원병원	종합	148	배기수	강상임	과장	경기도 수원시 장안구 수성로 245번길 69 (정자동)
11	경기도의료원 안성병원	종합	151	김용숙	유향희	과장	경기도 안성시 고수2로 17 (당왕동)
12	경기도의료원 의정부병원	종합	242	김병길	김미경	과장	경기도 의정부시 흥선로 142 (의정부동)
13	경기도의료원 파주병원	종합	189	김현승	전영주	과장	경기도 파주시 중앙로 207
14	경기도의료원 포천병원	종합	148	황혜헌	김성희	과장	경기도 포천시 포천로 1648 (신읍동)
15	고려대학교 안산병원	종합	582	이상우	김정숙	실장	경기도 안산시 단원구 적금로 123

설립연도	비전	채용시기	특징
1957년 5월 의정부 성모병원 개원 1976년 5월 가톨릭대학교 의학부 제7부속병원이 됨 1986년 5월 종합병원으로 승격	대학병원의 존재가치 확립 지역사회에 대한 공헌/행복한직장/후학양성과 연구증진을 통한 진료의 최적화	8월경	2009년 6월 CMC nU system 오픈 2011년 2월 보건복지부 의료기관 인증획득
1998년 개원 2000년 종합병원으로 승격	미션 : 한사람의 일생에 관한 건강서비스 제공 비전 : 환자위주의 전문진료기능 수행/ 새로운병원 관리체계 수립/저숙직업인으로서 주민의식 고취	9월~ 10월경	total care for your life 당신의 건강한 삶이 우리의 희망입니다.
1910년 관립 수원자혜의원개원 1925년 경기도립 수원의원으로 개칭 1958년 경기도립 수원병원으로 개칭 (종합병원) 1988년 지방공사 경기도 수원의료원으로 전환 2009년 경기도의료원 수원병원으로 명칭변경	포괄적 공공병원의 새로운 역할모델 전략목표 비전 : 지역주민이 만족하는 의료서비스를 제공하는 병원이 되자 미션 : 지역주민에게 건강한 삶과 감동을 주는 병원	10월경	투명한 마음! 희망찬 공공의료
1936년 도립병원으로 발족 1981년 현 병원으로 신축이전 1983년 지방공사 경기도 안성의료원 발족	안성시민의 건강을 책임지는 안성맞춤 안성병원이 되겠습니다. 미션 : 질병으로부터 자유로운 안성맞춤 건강도시 구현	10월경	투명한 마음! 희망찬 공공의료
1954년 미1군단에서 건립 1983년 지방공사 경기도 의정부의료원 발족 (지방공사 경기도 의정부의료원) 2005년 경기도립의료원 의정부병원으로 변경	설립목적 : 주민의 진료와 질병등에 대한 임상연구, 의료요원의 훈련을 통하여 주민의 보건향상에 기여하고 지역의료발전을 도모함을 목적으로 한다 미션 : 경기도민을 위한 공공의료기관으로서 지역주민의 보건의료 향상과 건강권 보장 비전 : 도민과 지역주민을 위한 최고 병원	10월경	투명한 마음! 희망찬 공공의료 '공공병원 모델병원'으로 육성발전
1954년 미해병사단 민사처병원 개설 1955년 국립 금촌구호병원으로 변경 1957년 경기도립 금촌병원으로 변경 1983년 지방공사 경기도 금촌의료원으로 명칭변경 1997년 국민연금관리공단 지정 의료기관 2005년 경기도립의료원으로 흡수·합병 / 경기도립의료원 파주병원으로 명칭 변경	Challenge 2020~Korea Best Public Hospital 2020 2020년까지 대한민국 최고의 공공병원을 만들자! 지역주민의 사랑과 신뢰를 받는 병원	10월경	투명한 마음! 희망찬 공공의료! 2013년 응급의료센터 지정(지역응급의료기관 → 지역응급의료센터)
1952년 미 제9군단 민사처병원으로 개설 1954년 보건복지부 이관 (국립포천병원) 1957년 경기도 이관 (경기도립 포천병원) 1960년 도립병원(위탁운영) 2009년 경기도립의료원 포천병원에서 경기도립의료원 포천병원으로 명의변경	설립목적 : 주민의 진료와 질병 등에 대한 임상연구, 의료요원의 훈련을 통하여 주민의 보건향상에 기여하고 지역의료발전을 도모 미션 : 지역주민과 함께 행복을 만들어가는 활기찬 포천병원 비전 : 지역주민의 건강증진을 실현하여 인정받는 공공병원이 되자 마음따뜻한 병원. 사랑가득한 병원 희망 꿈꾸는 병원	10월경	투명한 마음! 희망찬 공공의료
1985년 개원	비전 : 첨단의료를 선도하는 서해안시대의 중심병원 미션 : 생명을 존중하는 보건의료의 핵심리더를 양성하고, 최첨단의 진료를 제공하며, 혁신적 의료기술을 연구 개발하고 응용 발전시켜 인류사회에 공헌한다. 핵심가치 : 의료를 통한 인간애 실현/상호존중의 합리적 조직문화구현/창조적 실용의학 연구 / 첨단의학을 신현하는 환자중심 진료 / 창조적 생명과학 의료인 양성	고려대 의료원 체 동일 10월경	전체 1445명 직원중 간호직 582명 2011년 2월 보건복지부 의료기관 인증획득

	병원명	종류	병상수	병원장	간호부서장	직위	주소
16	광명성애병원	종합	424	백성준	안금식	부장	경기도 광명시 디지털로 36
17	국립암센터	종합	552	이진수	유한진	부장	경기도 고양시 일산동구 일산로 323
18	국민건강보험 일산병원	종합	746	김광문	김인자	부장	경기도 고양시 일산동구 일산로 100 (백석동 1232)
19	군포G샘병원	종합	400	차승균	정순희	부장	경기도 군포시 군포로 591
20	굿모닝병원	종합	334	김정용	서은경	부장	경기도 평택시 중앙로 338
21	근로복지공단 안산병원	종합	483	임호영	이남이	부장	경기도 안산시 상록구 구룡로 87
22	김포우리병원	종합	437	고성백	김지일	행정원장	경기도 김포시 감암로 11
23	남양주우리병원	종합	300	박일·신형철	하종분	부장	경기도 남양주시 오남읍 진건오남로797번길 9
24	남양주한양병원	종합	400	장진혁	장향숙	부장	경기도 남양주시 오남읍 오남리 570
25	뉴고려병원	종합	250	김윤식	최옥자	부장	경기도 김포시 김포한강3로 283
26	동의성 단원병원	종합	300	문용식·최병철	이미화	부장	경기도 안산시 단원구 원포공원1로 20
27	대아의료재단 한도병원	종합	422	신옥	최영희	간호원장	경기도 안산시 단원구 선부광장로 103

설립연도	비전	채용시기	특징
1981년 의료법인 광명의료재단 설립인가 1983년 광명병원 의료기관 개설 1992년 광명성애병원으로 병원명칭변경	헌신적인 사랑과 최상의 진료를 실천하겠습니다. 2017년(성애 50년) BEST10병원을 목표로 한 "도약의 원년"을 위한 미션 : "헌신적인 사랑과 최상의 진료로 인류의 건강과 삶에 기여한다."	10월경	성애의료재단, 광명의료재단병원 2012년 4월 보건복지부 의료기관 인증획득
2000년 개원	세계최고의 암센터 신개념의 연구, 최상의 진료, 세계적 암 전문가 양성 및 효율적 국가암관리사업 지원을 통하여 국민을 암으로부터 보호하고 국민에게 희망을 준다. 미션: 국민의 암 발생률과 사망률을 낮추고 암환자의 삶의 질 향상 비전: 세계 최고의 암센터 핵심가치: 창의성/투명성/상호존중/전문가정신/국민만족	6월~7월경	2012년 8월 보건복지부 의료기관 인증획득
2000년 3월 개원	미션: 최상의 진료와 연구를 통해 국민보건 향상과 건강보험제도 발전에 기여한다. 비전: 국민의 신뢰와 사랑을 받는 건강보험 모델병원 핵심가치 : 나눔과 배려/소통과 신뢰/열정과 창의	9월경	2011년 2월 보건복지부 의료기관 인증획득
1976년 산부인과 중심의 안양의원 개원으로 시작 1972년 안양병원(효산의료재단)	미션: "최상의 진료"로 선교하며 이웃사랑을 실천하는 샘병원 비전: 탁월한 통합의료와 전인치유로 생명사랑을 실현하는 글로벌 선교병원	9월경	2013년 1월 보건복지부 의료기관 인증획득 효산의료재단
1980년 평택한일병원 개원 1990년 보건복지부 의료법인 백송의료재단 설립허가 2002년 의료법인 백송의료재단 굿모닝병원 개원	비전: 인간존중과 이해를 바탕으로 한 최선의 진료를 통해 인류의 건강과 행복에 기여한다. New way 2021 굿모닝 병원이 만들어가는 새로운 길 인간중심병원/국제화병원/미래중심병원	7월경	2011년 11월 보건복지부 의료기관 인증획득 백송의료재단
1985년 반월병원 개원 1994년 안상중앙병원으로 병원명칭 변경 2014년 '근로복지공단 안산병원'으로 명칭변경	척추/재활 1등! 산소같은 병원 설립목적: 안산 및 시화지역 공업단지 종사 근로자 및 지역주민의 건강관리와 중증도 산업재해 및 직업성 질환의 효율적인 치료를 통하여 근로자복지증진에 기여하기 위함.	10월경	2003년 지역응급의료기관 지정 2008년 재활센터 개소 2009년 재활전문병원 노동부 인증
2002년 김포우리병원 개원	미션: 생명존중, 인간사랑을 기반으로 한 최선의 진료로 인류의 행복한 삶에 기여한다. 변화.화합.섬김으로 앞서가는 김포우리병원	10월~11월경	
2007년 1월 개원	"질병으로부터 자유롭게"라는 우리병원의 설립취지에	1월경/수시	
2010년 남양주 한양병원 개원	심신건강-마음의 건강까지도 치료한다./ 인본사랑 : 고객이 신뢰할 수 있는 서비스를 제공하고 사랑을 실천 공헌봉사 : 최사의 의료서비스와 다양한 봉사활동으로 사회에 이바지한다.	11월경	2010년 남양주 최초 지역응급의료센터 지정 2013년 경기 동북부지역 최상위 응급평가의료기관 선정
2000년 고려병원 설립	미션: 고객과 함께 하는 병원의 리더 뉴고려병원 비전 - 고객 건강을 최고의 가치로 생각하는 병원 　　　- 일하며 즐거움과 보람을 느끼는 병원	1월경	인봉의료재단 2011년 보건복지부 "척추전문병원" 지정 2011년 보건복지부 의료기관 인증획득 2013년 뇌혈관 및 심혈관센터 설립
2007년 동의성 단원병원개원	비전: 초일류 질환별 전문병원 미션: 세상에서 설명을 가장 잘하는 병원 핵심가치: 창의 / 인화 / 봉사	10월~11월 경	2012년 8월 보건복지부 의료기관 인증획득
2006년 대아의료재단 한도병원 개원식	미션: 우리병원이 속한 지역사회에서 최고 수준의 진료를 통하여 지역주민이 건강하고 행복한 삶을 누릴 수 있도록 한다.		의료법인 대야의료재단 병원

	병원명	종류	병상수	병원장	간호부서장	직위	주소
28	동국대학교 일산병원	종합	621	채석래	곽월희	부장	경기도 고양시 일산동구 동국로 27
29	동국대학교 일산한방병원	종합	71	김동일	곽월희	부장	경기도 고양시 일산동구 동국로 27
30	동수원병원	종합	436	이병욱	박정희	부장	경기도 수원시 팔달구 중부대로 165
31	메트로병원	종합	354	이대순	현혜영	부장	경기도 안양시 만안구 명학로33번길 8
32	관동대학교 의과대학 명지병원	종합	544	김세철	장보경	부장	경기도 고양시 덕양구 화수로 14번길 55 (화정동)
33	박애병원	종합	173	김경태	이혜영	과장	경기도 평택시 평택2로20번길 3
34	부천 다니엘종합병원	종합	253	강대인	안명숙	부장	경기도 부천시 원미구 중동로 361
35	부천 대성병원	종합	245	신선영	권명순	과장	경기도 부천시 원미구 부천로 91
36	분당제생병원	종합	568	정봉섭	이미선	부장	경기도 성남시 분당구 서현로 180번길 20
37	성남중앙병원	종합	300	박순필	김경구	부장	경기도 성남시 중원구 산성대로 476번길 12
38	세종병원	종합	338	노영무	박찬금	본부장	경기도 부천시 소사구 호현로489번길 28 (소사본동)

설립연도	비전	채용시기	특징
2005년 개원	미션 : 불교정신을 바탕으로 양질의 의료시혜를 제공하고 임상교육 및 연구를 통하여 우수의료인재를 양성하고 국민보건향상과 자비정신의 구현을 목적으로 한다. Vision 2020 자비와 신뢰를 바탕으로 양질의 의료 및 연구를 통하여 의학발전을 선도하는 고객중심의 국제적 병원	9월경	불교 / 병원내 법당 있음 2011년 3월 보건복지부 의료기관 인증획득
2005년 개원 2007년 동국대의료원 출범 (동국대의료원과 인산불교병원 기구통합)	미션 : 불교정신을 바탕으로 양질의 의료시혜를 제공하고 임상교육 및 연구를 통하여 우수의료인재를 양성하고 국민보건향상과 자비정신의 구현을 목적으로 한다. Vision 2020 자비와 참인술을 실현하는 최고의 한방병원		한방병원
1983년 개원	비션 : 지역주민의 건강을 책임지는 환자중심의 병원 비전 : 환자의 건강을 최우선으로 생각하는 병원 - 지역사회와 함께하는 병원 - 직원이 자부심을 갖고 근무하는 병원	9월~ 10월경	녹산의료재단병원 2013년 11월 보건복지부 의료기관 인증획득
1983년 안양중앙병원으로 개원 2002년 메트로병원으로 개칭	큰병원+큰진료+큰보람		호스피스병동개설
1987년 의료법인 명지의료재단 설립 및 명지병원 개설 2003년 관동대학교 의료원 체계로 직제 개편	미션 : 환자제일주의 세상 모든 근심을 우리가 다 감당할 순 없지만 병들어 서러운 마음만은 없게하리라.	9월경	2011년 4월 보건복지부 의료기관 인증획득
1982년 박애병원 개원	핵심가치 : 인류의 건강을 위한 최고의 병원 박애병원에 오신것을 환영합니다. 참좋은친구 박애병원의 핵심사명 핵심가치 : 믿음과 신뢰/ 열정과 행동/사랑과 봉사 "환자가 행복한 참좋은친구 박애병원"	12월경	
2004년 개원	미션 : 다니엘의 뛰어난 인술로 건강을 잃은 이들의 삶의 질을 향상시켜 인간의 존엄성을 구현해 준다.	11월경	2004년 미국에서 온 비영리 의료법인 대인의료재단에서 설립
1965년 대성의원 개원 1979년 대성병원 개원 1984년 부천 대성병원 개원	부천대성병원은 국민복지증진 및 의학기술개발등 사회공익에 기여할것입니다. 미션 : 최상의진료와 서비스로 모든 고객에게 건강과 행복한 삶에 기여한다.	11월경	
1998년 개원	비전 : 지역사회에서 최고의 만족도를 주는 병원 미션 - 우리는 환자의 건강과 안전을 먼저 생각한다. - 우리는 환자에게 친절하고 성실하게 임무를 다한다. - 우리는 환자의 건강에 대하여 진솔하게 설명해 준다. - 우리는 최고의 전문의료인양성으로 지역의료발전에 기여한다. - 우리는 서로 도우며 배려하며 행복한 직장을 만든다.	9월경	2011년 7월 보건복지부 의료기관 인증획득
1977년 양친회 병원을 모태 1982년 성남지역 최초 종합병원으로 개원 1992년 성남중앙병원으로 병원명칭 변경	"환자제일주의의 근본정신		
1981년 법인설립 (의료법인 혜원의료재단)	미션 : 건강하고 행복한 미래 비전 : 아시아 최고의 심뇌혈관 센터	10월경	심장전문병원 2011년 11월 보건복지부 지정 '심장전문병원' 2011년 11월 세종병원 JCI 인증 획득 2013년 9월 보건복지부 의료기관 인증획득

	병원명	종류	병상수	병원장	간호부서장	직위	주소
39	센트럴병원	종합	265	오승환	김옥분	부장	경기도 시흥시 공단1대로 237
40	시화병원	종합	250	문용식·최병철	정희자	국장	경기도 시흥시 옥구천서로 337
41	신천연합병원	종합	145	노경선	홍정환	부장	경기도 시흥시 복지로 57
42	안양샘병원	종합	460	박상은	임인희	본부장	경기도 안양시 만안구 삼덕로 9
43	양평길병원	종합	100	오세중	김미숙	팀장	경기도 양평군 양평읍 중앙로 129
44	영문의료재단 다보스병원	종합	300	양성범	강미숙	부장	경기도 용인시 처인구 백옥대로1082번길 18
45	오산한국병원	종합	400	조한호	연용하	부장	경기도 오산시 밀머리로1번길 16
46	연세대학교 의과대학 용인세브란스병원	종합	118	박진오	윤지영	팀장	경기도 용인시 처인구 금학로 225 (역북동)
47	원광대학교 의과대학 산본병원	종합	317	하대호	정영희	팀장	경기도 군포시 산본로 321 (산본동)
48	CHA의과학대학교 분당차병원	종합	890	지훈상	송말순	국장	경기도 성남시 분당구 야탑로 59
49	한림대학교 동탄성심병원	종합	491	장호근	김정미	부장	경기도 화성시 큰재봉길 7
50	한양대학교 구리병원	종합	578	김경헌	윤영선	국장	경기도 구리시 경춘로 153

설립연도	비전	채용시기	특징
2007년 개원	비전2020 : 생명존중과 환자중심주의를 통한 의료환경과 최상의 진료서비스를 제공하는종합병원	10월경	
1998년 시화병원개원	비전 : 초일류 질환별 전문병원 미션 : 세상에서 설명을 가장 잘하는 병원 핵심가치 : 창의 / 인화 / 봉사	7월~ 11월	2009년 호스피스·완화의료원 개소 2011년 1월 EMR 도입 2013년 2월 보건복지부 의료기관 인증획득
1986년 신천연합의원개설	사명 : 생명존중을 최우선으로 하여 지역주민의 건강과 행복한 삶에 기여한다.	9월~ 10월경	
1972년 병원 설립	탁월한 통합의료와 전인치유로 생명사랑을 실현하는 글로벌 선교병원	10월경	의료법인 효성의료재단 병원
1998년 개원	의술의 힘에 사랑의 힘을 더하여 베푸는 양평병원 사랑과 봉사, 뛰어난 의술의 유기적인 조화로 양평 최고의 종합병원으로 거듭납니다.	수시	의료법인 양평의료재단병원
1995년 용인제일의원 인수개원 1998년 용인제일병원으로 승격 2003년 다보스병원으로 개명	미션 : 생명존중과 사랑나눔으로 건강한 공동체를 실현한다.	11월경	2013년 7월 보건복지부 지정 외국인환자 유치 의료기관
2004년 개원	설립이념 : 인간생명의 존엄성을 바탕으로 지역주민의 정신적, 육체적 건강을 영위할 수 있도록 수준 높은 참된 인술과 무한한 사랑의 실천으로 신뢰받는 병원이 되어 지역사회의 의료문화를 선도한다.	9월~ 10월경	
1983년 개원	용인세브란스병원은 연세대학교의 설립이념인 사랑, 봉사, 기독교 정신의 실천을 모태로 연세의료원의 의료전달체계 확립과 지역사회의 건강증진 및 질병치료를 위해 지역내의 유일한 대학병원으로		
1997년 개원	제생의세 : 의술과 은혜로서 몸과 마음을 치유하는 생명존중의가치를 실현한다.	12월 경	

1995년 개원	미션 : 인간 존중의 정신을 바탕으로 최상의 진료, 연구, 교육을 통하여 인류의 행복을 추구한다.
	비전 - 최적의 진료서비스로 가장 가고 싶은 병원
	  - 난치병 극복을 위해 끊임없이 연구하는 병원
	  - 최고의 의료인을 양성하는 병원
	  - 직원 모두가 자긍심을 가질 수 있는 병원
		차병원
		그룹동일
		8월경
			2011년 6월 보건복지부 의료기관 인증획득

2012년 10월 개원	비전 : 세계적 경쟁력을 가진 최우수 진료, 연구기관/의료원 선도병원/지역사회에서 신뢰받는병원 미션 : 국민 보건의료의 주춧돌/사랑과 평등의 의료실천/세계인류의 행복추구	9월경	2014년 8월 보건복지부 의료기관 인증획득
1995년 개원 2011년 5월 한양대학교구리병원 명칭 변경(한양대학교의과대학 부속구리병원→ 한양대학교 구리병원	미션 : 사랑의 실천자로서 인류가 질병의 고통에서 벗어나 기쁨과 행복이 충만한 삶을 누리도록 한다. 비전 : 사랑을 실천하는 환자중심병원 / 최상의 의료를 제공하는 생명존중병원/고객의 행복을 추구하는 감동주는 병원	8월~ 9월경	2011년 12월 보건복지부 의료기관 인증획득

	병원명	종류	병상수	병원장	간호부서장	직위	주소
::::부산::::							
1	고신대학교 복음병원	상급종합	976	이상욱	강해자	부장	부산광역시 서구 감천로 262
2	동아대학교병원	상급종합	986	김상범	황순연	부장	부산광역시 서구 대신공원로 26
3	부산대학교병원	상급종합	1227	정대수	허정애	부장	부산광역시 서구 구덕로 179
4	인제대학교 부산백병원	상급종합	903	오상훈	송명지	부장	부산진구 복지로 75 (개금동 633-165)
5	광혜병원	종합	250	이광웅	고옥이	부장	부산광역시 동래구 충렬대로 96 (온천동)
6	김원묵기념 봉생병원	종합	447	김남희(이)	김수진	부장	부산광역시 동구 중앙대로 401
7	대동병원	종합	442	박경환	윤경화	부장	부산광역시 동래구 충렬대로 187
8	동남권원자력의학원	종합	304	이수용	우영자	부장	부산광역시 기장군 장안읍 좌동길 40
9	동래봉생병원	종합	277	구대영	배현주	부장	부산광역시 동래구 안연로 109번길 27
10	동의병원	종합	453	이인길	이갑녀	부장	부산광역시 부산진구 양정로 62
11	메리놀병원	종합	427	손창목	성명선	부장	부산광역시 중구 중구로 121
12	부민병원	종합	413	정흥태	김정희	부장	부산광역시 북구 만덕대로 59
13	부산광역시의료원	종합	562	정문기	배정희	부장	부산광역시 연제구 월드컵대로 359
14	부산보훈병원	종합	540	박순규	김정선	부장	부산광역시 사상구 백양로 628
15	부산성모병원	종합	476	김성원	백상선	부장	부산광역시 남구 용호로 232번길 25-14
16	부산위생병원	종합	265	구현서	신옥선	부장	부산광역시 서구 대티로 170
17	새홍제병원	종합	202	구인회외 4명	박효선	부장	부산광역시 부산진구 중앙대로 910
18	영도병원	종합	268	정준환	김효정	과장	부산광역시 영도구 태종로 85
19	온종합병원	종합	340	정 근	최영숙	부장	부산광역시 부산진구 가야대로 721
20	월레스기념침례병원	종합	425	이준상	송현옥	부장	부산광역시 금정구 금단로 200

설립연도	비전	채용시기	특징
1951년 개원	미션 : 예수그리스도의 사랑으로 환자중심의 치료, 전도, 교육을 실현하여 모든 인류의 건강과 행복한 삶에 기여하고 그리스도의 복음이 전파되도록 한다.	5월경	2011년 6월 보건복지부 의료기관 평가 인증 획득
1990년 개원	미션 : 신뢰 봉사 인간애의 실천으로 인류의 삶과 질 향상에 기여한다. Vision 2020 고객의 꿈을 실현하는 희망의료	7월~8월경	2011년 6월 보건복지부 의료기관 평가 인증 획득
1956년 11월 부산대학교 의과대학 부속병원 개원 1988년 부산대학교병원으로 개칭	미션 : 우리는 생명을 존중하며, 최상의 교육, 연구, 진료로 인간의 건강과 행복에 기여한다. 비전 : 최상의 의료로 신뢰받는 병원이 된다./ 의생명연구를 주도하는병원이 된다./ 창의적인 인재를 양성하는 병원이 된다.	9월경	2001년 부산권역응급의료센터 개원 2009년 부산지역암센터 개원 2011년 8월 보건복지부 의료기관 인증획득
1932년 개원	비전 : 인술제세와 인덕제세의 창립정신을 바탕으로 자연보호, 생명존중, 인간사랑의 이념을 구현하며 최상의 진료, 연구, 교육으로 인류의 건강과 행복을 추구한다.	8월경	2011년 6월 보건복지부 의료기관 평가 인증 획득
1981년	우리는 생명을 존중하며, 정확한 진단과 치료로 지역사회의 건강과 행복에 기여한다.	11월경	
1956년	열린병원, 가족같은 병원으로 가꾸어 가겠습니다.	9월~10월경	
1945년	가장 믿을수있는 이웃이 되겠습니다.	10월~12월경	학교법인대동병원
2010년	방사선의 의학적 이용 및 연구개발과 국가방사선비상진료 수행을 통한 국가과학 기술 및 건강증진에 기여한다.	10월경	암센터
1990년	봉생병원은 의학발전의 선봉이 된다.	9월~10월경	의료법인 정화의료재단 김원묵기념 봉생병원
1990년	동의의료원은 경쟁력 있는 의료서비스와 합리적인 경영으로 인간중심의 지역 선도 병원을 실현하고 있습니다.	9월경	뇌혈관내수술 인증병원
1950년	사람의 향기가 나는 메리놀병원입니다.	9월~10월경	천주교
1990년	사반세기의 의술로 질병의 치유와 예방을 통하여 인류 건강의 질을 높인다.	10월경	척추, 관절, 내과중심 종합병원(인당의료재단)
1894년	부산의료원은 지역거점 공공병원으로서 의료안전망의 역할을 수행하고, 수준 높은 지료로 시민의 건강하고 행복한 삶에 기여한다.	9월~10월경	
	최상의 보훈복지 서비스를 제공하여 보훈가족의 삶의 질 향상	8월~9월경	
2006년	복음적 사랑을 실천하는 전인적 치료(영적 돌봄)	9월~10월경	
1955년	사랑을 실현하는 병원	수시모집	천주교
1995년	환자분을 내가족처럼 언제나 편안하고 믿을수 있는 병원이 되겠습니다.		척추, 관절 클리닉
1981년	자연, 사람, 미래를 생각합니다.	10월경	인공신장센터, 전자내시경센터, 척추관전센터
2006년	전인진료를 실천하는 최상의 진료, 생명존중, 고객감동, 사회공헌으로 21세기 의료계를 선도한다.	9월~10월경	브리엘의료재단
1951년	환자치료, 복은전도, 의료인교육	9월~10월경	

	병원명	종류	병상수	병원장	간호부서장	직위	주소
∷부산∷							
21	인제대학교 해운대백병원	종합	1004	황태규	이원돌	부장	부산광역시 해운대구 해운대로 875 (좌동)
22	일신기독병원	종합	205	오지섭	이현숙	부장	부산광역시 동구 정공단로 29 (좌천동)
23	좋은강안병원	종합	420	구정회	문효점	부장	부산광역시 수영구 수영로 493
24	좋은문화병원	종합	259	문화숙	박기정	부장	부산광역시 동구 범일로 119
25	좋은삼선병원	종합	400	송철수	구효정	부장	부산광역시 사상구 가야대로 326
26	춘해병원	종합	250	김형섭	김재영	부장	부산광역시 부산진구 중앙대로 605
27	큰솔병원	종합	298	박재흥	김영숙	부장	부산광역시 사상구 대동로 141
28	해동병원	종합	350	김창수	임영순	부장	부산광역시 영도구 태종로 133
29	BHS한서병원	종합	299	윤철수	조은주	과장	부산광역시 수영구 수영로 615
∷대구∷							
1	경북대학교병원	상급종합	945	백운이	남혜숙	부장	대구광역시 중구 동덕로 130
2	계명대학교 동산의료원	상급종합	922	민병우	김명애	처장	대구광역시 중구 달성로 56
3	대구가톨릭대학교병원	상급종합	850	이동국	한경혜	부장	대구광역시 남구 두류공원로 17길 33
4	영남대학병원	상급종합	908	김태년	박경	운영실장	대구광역시 남구 현충로 170
5	곽병원	종합	255	곽동협	강영주	부장	대구광역시 중구 국채보상로 531
6	구병원	종합	211	구자일	박해경	부장	대구광역시 달서구 감삼북길 141
7	대구보훈병원	종합	486	이상흔	서문자	부장	대구광역시 달서구 월곡로 60
8	대구의료원병원	종합	495	안문영	정귀옥	부장	대구광역시 서구 평리로 157
9	대구파티마병원	종합	735	장증태	박진미	부장	대구광역시 동구 이양로 99
10	칠곡가톨릭병원	종합	193	박강수	김경화	과장	대구광역시 북구 칠곡중앙대로 440
11	칠곡경북대학교병원	종합	518	박재용	송영옥	부장	대구광역시 북구 호국로 807

설립연도	비전	채용시기	특징
2010년 개원	미션 : 생명존중, 인간사랑을 실천하는 세계속의 해운대백병원 비전 : 끊임없이 연구하는 최첨단 병원 / 지역에 봉사하는 신뢰받는 병원 / 환자에게 감동주는 친절한 병원	백병원 동일 8월경	2012년 7월 보건복지부 의료기관 평가 인증 획득
1956년	사랑을 실천하는 일신기독병원	상시모집	산부인과(부인과전문병원)
2005년	앞선의학, 좋은병원 늘 여러분과 함께 하겠습니다.	10월경	의료법인은성의료재단
1978년	여러분의 건강과 행복은 우리들의 희망입니다. 해야 할 일과 희망이 있는 우리는 행복합니다.	10월경	의료법인은성의료재단
1995년	지역주민과 함께하는 가장 좋은병원이 되겠습니다.	10월경	의료법인은성의료재단
1947년	항상 친절하고, 깨끗하며, 신뢰받는 병원	9월~10월경	척추센터외
2006년	환자맞춤식 재활병원	수시모집	(의)영재의료재단 재활치료센터
1984년	정직, 성실, 사랑을 조화시켜 미래 지향적인 병원	10월~11월경	소화기센터, 심장센터, 인공신장센터, 당뇨병센터, 재활센터
1987년	최상의 진료와 사랑으로 지역사회의 건강과 행복에 기여한다.	9월~10월경	심장혈관센터
1907년	21C 신병원 문화창조	8월경	
1899년	의료사역을 통해 하나님의 사랑을 전파하고, 교육과 연구를 통해 기독 의료인을 양성하고 고귀한 생명 존중에 이바지한다.	1월경	기독교, 심장센터, 뇌혈관센터, 암센터, 간질센터 및 신장센터 전국적인 경쟁력을 갖추고 있는 수준높은 전문진료센터
1980년	"전인적(신체적, 정서적, 영적, 사회적)치유와 선진 의료로 건강사회를 주도하는 의료기관"	6월경	천주교
1978년	고객만족으로 신뢰받는 영남최고의 의료원		호흡기전문질환센터
1981년	생명을 소중히 생각하는 병원, Kwak's Hospital	10월~11월경	운경의료재단 곽병원, 소화기병 분야 특화센터
1991년	전문화를 선도하는 Global병원		의료법인구의료재단구병원, 대장, 항문 전문병원 2011년 11월 보건복지부 지정 '대장항문 전문병원'
1993년	최상의 보훈복지 서비스를 제공하여 보훈가족의 삶의 질 향상		국가유공자와 지역주민을 위한 보훈공단
1914년	책임을 다하는 지역 공공의료기관	10월경	
1956년	전인적인 돌봄으로 전외적인 치유를	8월~9월경	포교 성 베네딕도 수녀회가 가톨릭 교회 전통인 예수그리스도의 치유 사도직을 수행하기 위하여 설립
	지역 최고의 백년 병원	11월경	천주교
2010년	최상의 진료 연구 교육을 통해 인간의 건강과 의학발전에 기여한다.		

전국 종합병원 100% 알고가기 **317**

::: 인천 :::

	병원명	종류	병상수	병원장	간호부서장	직위	주소
1	가천대길병원	상급종합	1390	이근	박효선	부장	인천광역시 남동구 남동대로 774번길 21 (구월동)
2	인하대병원	상급종합	906	김영모	이수연	부장	인천광역시 중구 인항로 27
3	21세기병원	종합	100	현용인	나설희	과장	인천광역시 남동구 정각로 2
4	가천대부속 동인천길병원	종합	300	하경식	양인순	부장	인천광역시 중구 큰우물로 21
5	가톨릭대학교 인천성모병원	종합	743	이학노	민경욱	부장	인천광역시 부평구 동수로 56 (부평동)
6	강화병원	종합	160	장성호	황숙미	과장	인천광역시 강화군 강화읍 강화대로312번길 11
7	검단탑병원	종합	273	이준섭	송지은	감독	인천광역시 서구 청마로 19번길 5
8	나사렛국제병원	종합	297	이순자	신은하	부장	인천광역시 연수구 먼우금로 98
9	나은병원	종합	400	하현영	최은숙	부장	인천광역시 서구 원적로 23
10	부평세림병원	종합	300	이상철	최향숙	부장	인천광역시 부평구 길주로 510
11	성민병원	종합	241	국진환	김순희	과장	인천광역시 서구 칠천왕로 33번길 17
12	온누리병원	종합	200	조영도	박정심	부장	인천광역시 서구 완정로 199
13	인천광역시의료원	종합	347	조승연	장성숙	부장	인천광역시 동구 방축로 217
14	인천기독병원	종합	258	변원일	김현주	부장	인천광역시 중구 답동로 30번길 10
15	인천백병원	종합	221	백승호	윤인양	본부장	인천광역시 동구 샛골로 214
16	인천사랑병원	종합	332	김태완	최애신	부장	인천광역시 남구 미추홀대로 726
17	인천한림병원	종합	500	정영호	염혜경	부장	인천광역시 계양구 장제로 722
18	현대유비스병원	종합	425	이성호	김종일	부장	인천광역시 남구 독배로 503

설립연도	비전	채용시기	특징
1958년	최상의 진료와 첨단연구로 신뢰와 존경 받는 21세기 최고의 고객만족병원을 이룩한다.	8월경	의료법인길의료재단
1990년	인류의 건강과 행복한 삶을 책임지는 의료기관으로서 최상의 진료, 연구, 교육을 통해 인간존중, 공존공영, 고객만족을 실천한다.	6월경	
2006년	탁월한 의료서비스로 항상 환자와 함께 하는 행복한 병원		2011년 보건복지부 지정 '척추전문병원'
1958년	환자중심, 늘 가까운병원, 편안함과 따뜻함을 느낄수있는 병원		의료법인길의료재단
1955년 성모자애병원 개원 1962년 가톨릭의과대학 부속병원 편입 2008년 인천성모병원으로 병원명 변경	이념 : 그리스도의 사랑이 살아 숨쉬는 최상의 첨단진료 핵심가치 : 환자우선의 전인진료/상호신뢰 윤리경영/건강하고 역량있는 조직문화	7월경	1962년 가톨릭의과대학 부속병원 편입 "인천지역 최초 대학병원" 2011년 9월 보건복지부 의료기관 인증획득 2013년 호스피스 완화의료센터 오픈
1981년	열린병원, 사랑의 병원, 희망의 병원		해인의료재단
2009년	건강, 사랑 열정으로 하나되는 검단탑종합병원	8월~9월경	관절, 척추 센터
1981년	양·한방협진으로 치료효과를 극대화하여 고객의 건강과 행복을 찾아드린다.	9월~10월/11월~12월경	
1989년	나은병원은 더 나은 지료로 더 나은 세상을 구현한다.	수시모집	척추디스크 관절병원
1983년	환자에 대한 사랑으로 신뢰와 감동을 주는 병원	수시모집	척수센터
1993년	치유와 회복의 희망을 신현하여, 인류의 건강과 행복에 기여한다.	수시모집	척추센터
2002년	생명을 존중하고 나눔을 사랑하는 온누리 종합병원		천주교
1883년	질병으로부터 자유로운 건강복지도시 구현	수시모집	
1950년	그리스도 사랑으로 최상의 진료와 인간존중을 실현한다.	1월경	천주교
2007년	인술에 신술, 치료에 치유를 더하여 육체와 영혼을 회복시켜 이 땅에 에덴을 회복시킨다.	수시모집	
1998년	인천사랑은 "환자제일주의"를 미션으로 지역의료환경에 이바지 하겠습니다.		
1991년	우리는 '더불어 살아가는 좋은 꿈'을 이루기 위해 의료휴머니즘을 구현한다.	5월~6월경	의료법인인성의료재단
2006년	생명존중, 사랑나눔	11월경	

	병원명	종류	병상수	병원장	간호부서장	직위	주소
::: 광주 :::							
1	전남대학교병원	상급종합	824	송은규	이숙자	부장	광주광역시 동구 제봉로 42
2	조선대학교병원	상급종합	702	김만우	손강화	부장	광주광역시 동구 필문대로 365
3	광주병원	종합	320	신동철	문지선	부장	광주광역시 북구 면앙로139번길 51
4	광주기독병원	종합	540	박병란	이점덕	부장	광주광역시 남구 양림로 37
5	광주보훈병원	종합	581	정광익	심경주	부장	광주광역시 광산구 첨단월봉로 99
6	광주씨티병원	종합	193	김명종	고용선	부장	광주광역시 남구 서문대로 654번길 5
7	광주일곡병원	종합	152	정동원	강인숙	부장	광주광역시 북구 양일로 309
8	광주한국병원	종합	185	김오현	송미순	부장	광주광역시 서구 월드컵4강로 223
9	광주희망병원	종합	210	박종근	김혜선	과장	광주광역시 북구 하서로 429
10	동아병원	종합	280	심상돈외9	신복자	부장	광주광역시 남구 대남대로 238
11	미래로21병원	종합	202	오정우	명미경	부장	광주광역시 서구 화운로 1
12	서광병원	종합	250	류혜경	전옥란	과장	광주광역시 서구 금화로59번길 6
13	KS병원	종합	211	이영철	채양희	부장	광주광역시 광산구 왕버들로 220
14	광주수완병원	준종합	200	김범윤	박양희	부장	광주광역시 광산구 임방울대로 370
15	신가병원	준종합	200	이준영	박경임	과장	광주광역시 광산구 목련로 316
16	운암한국병원	준종합	195	김광현	한경선	부장	광주광역시 북구 북문대로 191
17	하남성심병원	준종합	250	김석빈	박미정	행정국장	광주광역시 광산구 용아로 259

설립연도	비전	채용시기	특징
1910년 개원	탁월한 진료, 연구, 교육을 통해 지역의료계와 의료산업 발전을 선도하고 헌신적인 봉사를 통해 지역의 건강 수준을 높이는데 기여하며, 나아가 국민건강과 국가경쟁력 강화에 이바지한다.		
1971년 개원	환자중심의 인술로 고객에게 심신의 온전한 치유를 선사함으로써 국민의 건강한 삶에 기여한다.	7월~8월경	
2001년 개원	환자가 중심이 되는, 사랑과 인술의 최고 병원을 구축합니다.	채용시까지	
1905년 개원	예수그리스도의 사랑으로 생명존중을 통한 의료서비스와 의료선교를 실시하는 세계최고의 기독 의료기관이 된다.		
1987년 개원	"최첨단 디지털화된 시설의 종합병원"으로 호남권 국가유공자 및 지역주민의 진료와 건강증진에 최선을 다하겠습니다.	8월~9월경	보험공단
2001년 개원	신뢰를 주는 병원, 사랑으로 함께 하며 봉사하는 병원		척추·관절 클리닉
2002년 개원	소중한건강 생명에 대한 소망, 일곡병원이 지켜드립니다.	1월경	
1981년 개원	지역을 대표하는 고객중심병원, 의료중심병원		
2007년 개원	전문적이고 수준 높은 진료와 쾌적한 병원환경으로 내 가족을 안심하고 맡길 수 있는 국내 최고의 병원이 되도록 노력하겠습니다.	수시모집	
1995년 개원	전문화된 진료로 새로운 의료문화를 창조하는 고객중심의 병원		척추·관절 클리닉
2004년 개원	진취적인 사고와 불굴의 정신으로 선진 진료, 믿음진료, 만족진료를 성취함으로써 지역민의 건강한 삶에 기여한다.	9월경	하지정맥류센터
2000년 개원	친절하고 빠른 치료를 통해 사랑 받는 병원		특수클리닉
2011년 개원	탁월한 진료와 끊임없는 연구로 대한민국 Standard Medical을 지향하여 직원 개인의 성장과 행복을 통해 지역민의 건강한 삶에 이바지한다.	1월~2월	척추·관절 전문병원
2011년 개원	희망, 나눔, 봉사		
2003년 개원	이웃과 사회에 봉사하는병원, 최선의 질료를 나누는 병원, 개인의 능력을 존중하는 병원	수시모집	
2007년 개원	고객의 건강증진에 최선을 다하고, 고객 아픔을 내 가족의 아픔처럼, 고객의 소리에 항상 귀기울이겠습니다.	채용시까지	
1993년 개원	다양한 의료서비스로 지역민 곁에 가까이 다가 가겠습니다.		

	병원명	종류	병상수	병원장	간호부서장	직위	주소
::: 대전 :::							
1	충남대학교병원	상급종합	1324	김봉옥	심희숙	부장	대전광역시 중구 문화로 282
2	을지대학교병원	상급종합	942	황인택	이미영	부장	대전광역시 서구 둔산서로 95
3	가톨릭대학교 대전성모병원	종합	668	박재만	송미경	부장	대전광역시 중구 대흥로 64
4	건양대학교병원	종합	883	박창일	배영희	부장	대전광역시 서구 관저동로 158
5	근로복지공단 대전산재병원	종합	299	이규성	김경희	부장	대전광역시 대덕구 계족로 637
6	대전선병원	종합	617	김종건	임정자	부장	대전광역시 중구 목중로 29
7	대전한국병원	종합	340	임병도	최윤정	부장	대전광역시 동구 동서대로 1672
8	유성선병원	종합	260	박원규	김영임	부장	대전광역시 유성구 북유성대로 93
9	한국보훈복지의료공단 대전보훈병원	종합	385	조현묵	이옥주	부장	대전광역시 대덕구 대청로 82번길 147
::: 울산 :::							
1	동강병원	종합	607	이동진	정민경	부장	울산광역시 중구 태화로 239
2	서울산보람병원	종합	440	안길수	이영애	부장	울산광역시 울주군 삼남면 중평로 53
3	울산병원	종합	327	이주송	장신옥	부장	울산광역시 남구 월평로 171번길 13
4	울산대학교병원	종합	835	조홍래	여환숙	부장	울산광역시 동구 방어진순환도로 877
::: 강원 :::							
1	연세대학교 원주기독병원	상급종합	824	윤여승	김영신	국장	강원도 원주시 일산로 20
2	한림대학교 춘천성심병원	상급종합	500	조용준	오영숙	부장	강원도 춘천시 삭주로 77
3	강릉고려병원	종합	225	번춘방	조옥화	과장	강원도 강릉시 옥가로 30
4	강릉동인병원	종합	598	백홍규	박이영	과장	강원도 강릉시 강릉대로 419-42
5	강릉아산병원	종합	671	김인구	권정순	부장	강원도 강릉시 사천면 방동길 38
6	강릉의료원병원	종합	100	이준영	김순남	과장	강원도 강릉시 경강로 2007

설립연도	비전	채용시기	특징
1968년	의학발전을 선도하는 인간중심병원		대전지역암센터
1981년	여러분의 건강한 희망의 빛을 열어가겠습니다.	10월경	
1956년 초대교구장 원형근 주교 '희망의원' 개원 1969년 대전성모병원 개원 1993년 가톨릭대학교 의과대학 대전성모병원으로 개칭 1996년 가톨릭대학교 대전성모병원으로 개칭	이념 : 복음적 사랑 사명 : 복음적 사랑을 실천하는 전인치료	10월경	2001년 호스피스 병동 개설 2010년 6월 임상연구심의위원회 국제인증 획득 2011년 7월 보건복지부 의료기관 인증획득 2012년 보건복지부 응급의료센터 상위등급획득
1990년	생명존중을 바탕으로 인류의 건강과 행복을 신현한다.	6월~7월경	암센터
1991년	가족을 사랑하는 마음으로 늘 함께 하는 근로복지공단 대전병원	10월경	
1966년	우리를 찾는 모든 이에게 언제나 제약 없이 최선의 진료를 제공한다.	9월~10월경	급성 심근경색치료, 급성뇌졸중 치료
2004년		2월경	
2009년	최선의 의료서비스를 제공		세계최대규모 국제검진센터
1995년	최상의 보훈복지 서비스를 제공하여 보훈가족의 삶의 질 향상	9월경	
1981년	인술로 헌신함으로써 지역주민의 건강과 삶의 질을 향상시킨다.	9월경	의료법인 동강의료재단
1980년	환자의 만족이 우리병원의 보람입니다.	10월~12월경	인석의료원
1995년	인화와 활인을 바탕으로한 최고의 병원	9월~10월경	의료법인 혜명신의료재단
1975년	모든 인간이 질병의 고통으로부터 해방되어 행복한 생활을 하는 복지사회의 건설에 있다		
1959년 개원	미래의료를 선도하고 하나님의 사랑을 실천한다.	8월경	기독교
1984년 개원	세계 인류의 행복추구, 국민 보건의료의 추춧돌, 사랑과 평등의 의료실천	9월경	
1991년 개원	사랑이 가득한 병원, 환가가 만족하는 병원, 편안함과 안정을 주는 병원, 믿음과 인성이 갖춰진 병원		의산의료재단(척추·관절 클리닉)
1983년 개원	환자중심의 병원, 지역공동체를 위한 병원, 사회에 봉사하는 병원	9월경	양·한방병원
1996년 개원	함께하는 우리사회를 보다 건강하게, 더불어 행복하게	9월경	
1913년 개원	몸과 마음을 치유하는 편안하고 정감있는 병원		

	병원명	종류	병상수	병원장	간호부서장	직위	주소
7	강원대학교병원	종합	547	김중곤	박미숙	부장	강원도 춘천시 백령로 156
8	근로복지공단 태백병원	종합	540	이건원	서봉순	부장	강원도 태백시 보드미길 8
9	동해동인병원병원	종합	368	조정제	민귀희	부장	강원도 동해시 합평로 26
10	삼척의료원병원	종합	125	서영준	김정순	과장	강원도 삼척시 오십천로 418
11	성지의료재단 성지병원	종합	299	문진수	윤진옥	본부장	강원도 원주시 원일로 22
12	속초의료원	종합	180	박승우	정영희	과장	강원도 속초시 영랑호반길 3
13	영월의료원	종합	210	한명완	임현주	과장	강원도 영월군 영월읍 중앙1로 59
14	원주의료원	종합	250	하현용	최경주	과장	강원도 원주시 서원대로 387
15	철원길병원	종합	139	이창규	서미영	과장	강원도 철원군 갈말읍 명성로 208
16	홍천아산병원	종합	145	최종수	강정희	과장	강원도 홍천군 홍천읍 산림공원1길 17
::: 충북 :::							
1	충북대학교병원	상급종합	660	최재운	이연복	부장	충청북도 청주시 흥덕구 1순환로 776
2	건국대학교 충주병원	종합	501	이경영	주영랑	부장	충청북도 충주시 국원대로 82
3	명지병원	종합	205	하영수	김미혜	과장	충청북도 제천시 내토로 991
4	옥천성모병원	종합	180	신영철	김미숙	부장	충청북도 옥천군 옥천읍 성왕로 1195
5	제천서울병원	종합	299	김정식	김정희	과장	충청북도 제천시 숭문로 57
6	청주성모병원	종합	550	성완해	김복련	부장	충청북도 청주시 상당구 주성로 173-19
7	청주한국병원	종합	277	송재승	조경숙	간호이사	충청북도 청주시 상당구 단재로 106 (영운동)
8	충청북도 청주의료원	종합	541	윤 충	김기란	부장	충청북도 청주시 흥덕구 흥덕로 48
9	충청북도 충주의료원	종합	290	배규룡	최영란	부장	충청북도 충주시 안림로 239-50
10	하나병원	종합	358	박중겸	구정복	간호이사	충청북도 청주시 흥덕구 2순환로 1262
11	효성병원	종합	510	오창진	김종심	부장	충청북도 청주시 상당구 쇠내로 16

설립연도	비전	채용시기	특징
1982년 개원	섬김과 나눔의 정신으로 국민이 건강한 삶을 누릴 수 있게 한다.	9월~10월경	
1936년 개원	태백 광산지역 근로자 및 지역주민에 대한 진료와 근로자 건강진단, 작업환경 개선지도, 진폐정밀진단 등 건강검진을 수행함으로써 근로자 및 지역주민의 보건향상에 기여하고자 합니다.	8월경	근로복지공단
1981년 개원	지역사회 중심병원 동해동인		
1940년 개원	지역주민들이 신체적, 정신적, 사회적, 영적 건강을 위해 최상의 예방, 치료 건강증진 서비스를 제공한다.	수시모집	
2001년 개원	건강한 미소와 밝은 미래를 약속하는 최상의 의료공간 성지병원	수시모집	성지의료재단
1956년 개원	환자여러분을 더욱 편안하고 친절하게 모시고 속초의료원은 여러분의 곁에 늘 함께합니다.	수시모집	
1945년 개원	지역주민과 함께 좋은 병원을 만들어 가는 공공병원	8월경부터	
1942년 개원	우리는 지역주민의 건강증진과 지역보건의료 발전에 기여한다.	8월경	
1988년 개원	철원군민의 건강을 위해 노력하는 철원길병원이 되겠습니다.		
1989년 개원	지역주민과 함께하는 병원상 구현, 모두가 함께하는 희망이 넘치는 병원		
1988년 개원	사랑의 교육, 창의적연구, 감동의 진료로 건강한 삶을 선도한다.	9월경	
1931년 개원	환자는 나의 가족임을 되새기면서 항상 친전하게 모시겠습니다.	9월경	
2011년 개원	명지병원은 "환자제일주의"를 미션으로 지역의료환경에 이바지하겠습니다.	9월경부터	일료법인명지의료재단
1998년 개원	지역의 건강 지킴이로서 성실히 수행하겠습니다.	2월말	
1984년 개원	지역주민과 함께하는 건강한 사회	채용	
1998년 개원	청주성모병원은 치우자이신 예수그리스도의 사랑을 실천하기 위하여, 우수한 의료진을 중심으로 끊임없는 연구와 노력을 통해 지역주민에게 사랑에 찬 의료봉사를 베풀며, 어려운 이웃을 위해 사회복지 사업을 펴나간다는 자세로 병원을 운영한다.	9월~10월경	
1986년 개원	본 법인은 비영리 의료법인으로서 의료기관을 설치 운영하고 보건의료에 관한 연구 개발 등을 통하여 국민 보건 향상에 이바지함을 목적으로 한다.	10월경	
1909년 개원	포괄의료서비스 제공으로 의료의 보편화 실현· 공공보건의료 시책을 수행하는 건강안전망 병원 실현	10월경	
1937년 개원	주민과 환자와 직원 모두가 행복한 병원	10월~11월경	
1995년 개원	환자와 가족, 의료진이 함께 행복한 병원	9월경부터	
1995년 개원	고객과 함께하는 지역친화적 병원	채용시까지	

	병원명	종류	병상수	병원장	간호부서장	직위	주소
::: 충남 :::							
1	단국대의대 부속병원	상급종합	833	박우성	최주순	부장	충청남도 천안시 동남구 망향로 201
2	순천향대학교 천안병원	상급종합	846	이문수	양승순	부장	충청남도 천안시 동남구 순천향6로 21
3	논산백제종합병원	종합	735	이재성	류승렬	이사	충청남도 논산시 시민로294번길 14
4	당진종합병원	종합	285	전우진	설정숙	부장	충청남도 당진시 반촌로 5-15
5	보령아산병원	종합	250	정종기	고미화	과장	충청남도 보령시 죽정로 136
6	예산종합병원	종합	209	정병오	정혜연	과장	충청남도 예산군 예산읍 금오대로 94
7	천안충무병원	종합	430	정학재	이경희	부장	충청남도 천안시 서북구 다가말3길 8
8	충청남도 공주의료원	종합	227	신현정	김영란	과장	충청남도 공주시 웅진로 130 (중동)
9	충청남도 서산의료원	종합	205	신효철	윤정남	과장	충청남도 서산시 중앙로 149
10	충청남도 천안의료원	종합	205	허종일	길경은	과장	충청남도 천안시 동남구 충절로 537
11	충청남도 홍성의료원	종합	562	김진호	박남재	과장	충청남도 홍성군 홍성읍 조양로 224
12	서산중앙병원	준종합	299	조돈희	남경희	과장	충청남도 서산시 수석산업로 1
13	화인메트로병원	준종합	125	김정원	박현주	부장	충청남도 천안시 서북구 원두정3길 37
::: 전북 :::							
1	원광대학교 의과대학병원	상급종합	834	정은택	신화자	부장	전라북도 익산시 익산대로 501
2	전북대학교병원	상급종합	1074	정성후	최영란	부장	전라북도 전주시 건지로 20
3	군산의료원병원	종합	430	양연식	김혜정	팀장	전라북도 군산시 의료원로 27
4	남원의료원병원	종합	385	정석구	박연임	과장	전라북도 남원시 충정로 365
5	동군산병원	종합	299	이성규	이용선	부장	전라북도 군산시 조촌로 149
6	정읍아산병원	종합	300	윤운기	박삼심	과장	전라북도 정읍시 충정로 606-22
7	예수병원	종합	611	권창영	이효실	부장	전라북도 전주시 서원로 365
8	익산병원	종합	274	김법현(이사장)	최병란	부장	전라북도 익산시 무왕로 973
9	전주병원	종합	299	김종준	문영희	부장	전라북도 전주시 완산구 한두평3길 13

설립연도	비전	채용시기	특징
1987년 개원	단국대학교병원은 인간중심의 진료, 연구, 교육을 통하여 건강한 삶에 공헌한다.	7월~8월경	
1981년 개원	인간사랑을 실천하고 고객의 절대적 신뢰를 받는 병원	6월경	
2001년 개원	우리는 최상의 의료서비스를 제공하여 지역 사회와 더불어 건강하고 질 높은 삶을 위하여 최선을 다한다.	9월~10월경	
2011년 개원	최고의 진료서비스로 사랑받는 병원	상시채용	
1979년 개원	사랑과 열정으로 지역주민의 건강과 삶의 질을 향상시키기 위해 양질의 의료서비스를 제공한다.		
2007년 개원	지역 주민여러분의 건강과 행복을 기원합니다.		척추, 관절 수술전문
1996년 개원	우리는 양질의 진료와 헌신적인 사랑, 꾸준한 연구개발로 지역주민들을 질병으로부터 자유롭게 하고 건강한 사회를 만든다.	9월~10월경	
1910년 개원	공공의료를 선도하고 사랑과 감동을 주는 병원	7월경	
1962년 개원	서산의료원 발전비전과 전략목표 건강한 지역사회 행복한 서산의료원	10월경	
1925년 개원	도민이 주인인 친절한 병원	9월경	
2006년 개원	최상의 진료와 최고의 서비스로 고객 최우선을 지향하는 내포거점병원	10월경	
1936년 개원	환하게 웃는 그날까지~!	채용시까지	기독교
2008년 개원	항상 여러분의 건강과 행복을 기원드립니다.		
1980년 개원	濟生醫世(제생의세:의술로써 병든 세상을 구제한다) 건강사회를 선도하는 맑고 밝고 훈훈한 원광대학교 의과대학병원	8월말~9월초	원불교
1909년 개원	생명존중의 정신으로 진료, 교육, 연구를 통하여 인류의 건강과 행복한 삶에 기여한다	6월말~7월초, 11월말~12월초	
1922년 개원	고객의 고객에 의한 고객을 위한 신뢰받는 병원	9월경	
1921년 개원	최상의 의료제공으로 신뢰받는 지역거점 공공병원	9월말~10월초	
1995년 개원	예방과 치료를 선도하는 병원	상시모집	
1977년 개원	최적의 의료를 제공하는 병원 지역사회로부터 신뢰받는 병원 직원모두 보람과 긍지를 느끼는 병원 건실한 경영으로 발전하는 병원		
1898년 개원	우리는 최초가 많은 병원으로 우리의 긍지와 뜻을 모아 선진의료기술을 바탕으로 세계 최고의 선교병원을 만든다	9월 중순	기독교/ 세례증명서 필요
1999년 개원	따뜻한 의료문화를 제공하고 희망을 성취하는 병원, Always Ready, 익산병원	상시모집	
1995년 개원	환자중심병원에서 환자감동병원으로 라는 가치아래 밝은 미소와 따뜻한 사랑으로 성심껏 진료하고 정성으로 모시겠습니다.	상시모집	

전남

	병원명	종류	병상수	병원장	간호부서장	직위	주소
1	화순전남대학교병원	상급종합	721	국 훈	박숙령	부장	전라남도 화순군 화순읍 서양로 322
2	고흥종합병원	종합	251	유홍석	유영미	차장	전라남도 고흥군 고흥읍 고흥로 1935
3	광양사랑병원	종합	142	고준석	장미옥	부장	전라남도 광양시 공영으로 71
4	국립나주병원	종합	450	정효성	김은주	과장	전라남도 나주시 산포면 세남로 1328-31
5	근로복지공단 순천산재병원	종합	299	김용주	심옥이	부장	전라남도 순천시 조례1길 24
6	나주종합병원	종합	200	임우영	박재영	부장	전라남도 나주시 영산로 5419
7	목포기독병원	종합	431	김경영	김윤숙	부장	전라남도 목포시 백년대로 303
8	목포시의료원	종합	200	최태옥	조연희	과장	전라남도 목포시 이로로 18
9	목포중앙병원	종합	469	이승택	최미녀	부장	전라남도 목포시 영산로 623
10	목포한국병원	종합	500	강철수	곽영기	부장	전라남도 목포시 영산로 483
11	무안종합병원	종합	298	안철수	이경옥	부장	전라남도 무안군 무안읍 몽탄로 65
12	빛가람병원	종합	308	오경규	유은희	과장	전라남도 나주시 산포면 매성길 61
13	성가롤로병원	종합	585	김신곤	최인자	부장	전라남도 순천시 순광로 221
14	세안종합병원	종합	490	박찬원	윤원경	과장	전라남도 목포시 고하대로 795-2 (연산동)
15	순천중앙병원	종합	200	송영웅	권성연	과장	전라남도 순천시 장명로 9
16	순천한국병원	종합	234	황찬규	정혜윤	부장	전라남도 순천시 우명길 42
17	여수성심병원	종합	295	임용순	장선희	부장	전라남도 여수시 둔덕5길 19
18	여수전남병원	종합	299	정종길	김영례	부장	전라남도 여수시 서시장로 99
19	여천전남병원	종합	280	정웅길	우현숙	과장	전라남도 여수시 무선로 95
20	영광종합병원	종합	233	오승균	전정숙	부장	전라남도 영광군 영광읍 와룡로 3
21	윤호21병원	종합	155	이윤호	나은영	과장	전라남도 고흥군 고흥읍 터미널길 16
22	장흥종합병원	종합	200	김동국	박미숙	부장	전라남도 장흥군 장흥읍 흥성로 74
23	해남종합병원	종합	380	김동국	이경아	부장	전라남도 해남군 해남읍 해남로 45

설립연도	비전	채용시기	특징
2004년 개원	세계최고수준의 전문의료센터가 된다		
1985년 개원	환자의 마음으로 보호자의 눈높이로 직원의 열정으로 고흥의 자랑으로	상시모집	
2000년 개원	친절한 서비스 고객의 믿음 고객만족 친절봉사실력 귀기울이는 자세	상시모집	
1950년 개원	정신건강의 꿈 실현을 통한 국민 행복 증진 / 권역 정신기관 핵심기관		정신질환병원
1985년 개원	따뜻한 사람들, 따뜻한 마음 근로복지공단 순천병원 (병원장인사말)		
1987년 개원	언제나 지역민의 건강한 삶을 지켜가는 나주종합병원	상시모집	보훈위탁병원
1991년 개원	지역 의료발전을 선도하여 고객의 신뢰를 받는 병원	상시모집	기독교
1904년 개원	우리사회의 가장 불우한 이웃을 돕는다(병원장인사말)	상시모집	
1996년 개원	신속 정확한 진료의 실현과 연구교육 및 봉사를 통한 환자가 중심이 되는 최고의 병원을 구축한다	상시모집	
1988년 개원	내집같은 병원 즐거운 병원 열정적 병원 앞서가는 병원	상시모집	
1991년 개원	대송의료재단은 비영리 의료법인으로서 의료기관을 설치 운영하고 보건의료에 관한 연구개발등을 통하여 국민보건 향상에 기여함을 목적으로 한다	상시모집	
2009년 개원	사람(환자와 직원)을 꽃보다 더 아름다운 존재로 인식하여 환자의 건강과 직원의 행복을 위해 최선의 노력을 다한다	구직사이트 통해 수시모집	기독교
1969년 개원	믿음과 희망을 주는 호남 최고의 병원	사이트내 채용공고 2~3개월 마다	천주교
2006년 개원	최선을 다하는 진료 사랑을 다하는 간호 정성을 다하는 봉사 자연친화적 환경과 우수한 시설 행복한 사람들이 만들어가는 아름다운 세상 세안종합병원	2월, 6월, 9월	
1989년 개원	행복하고 아름다운 삶을 추구하는 순천중앙병원	수시모집	
1996년 개원	신속 정확한 진료의 실현과 환자가 중심이 되는 전남 동부권 최고의 거점병원을 구축한다	수시모집	
1984년 개원	환자에게는 희망을 지역사회에는 의료복지에의 꿈을 주는 병원 (병원소개)	상시모집	
1982년 개원	사람, 희망 그리고 미래가 있는 여수전남병원	구직사이트 통해 수시모집	
1999년 개원	사랑, 희망 그리고 미래가 있는 여천전남병원	상시모집	
1980년 개원	양질의 의료와 최고의 서비스로 지역민 보건에 최선을 다한다	채용시까지	
2004년 개원	따뜻한 마음으로 내 가족처럼		
1999년 개원	최고의 치료는 사랑하는 마음입니다.		
1978년 개원	쾌적하고 친절한병원, 서남권 6개군의 거점병원	5월경	행촌의료재단

	병원명	종류	병상수	병원장	간호부서장	직위	주소
경북							
1	경산중앙병원	종합	651	백승찬	이명희	부장	경상북도 경산시 경안로 11
2	경상북도 안동의료원	종합	256	이한양	김미경	과장	경상북도 안동시 태사2길 55
3	경상북도 포항의료원	종합	268	변영우	김은숙	과장	경상북도 포항시 북구 용흥로 36
4	경주동산병원	종합	103	송달원	윤명숙	과장	경상북도 경주시 봉황로 65
5	구미강동병원	종합	250	신재학	김옥진	과장	경상북도 구미시 인동 20길 46 (진평동)
6	김천제일병원	종합	274	강병직	유희자	과장	경상북도 김천시 신음1길 12
7	동국대학교경주병원	종합	452	이동석	박현미	부장	경상북도 경주시 동대로 87
8	문경제일병원	종합	940	이희섭	박선신	부장	경상북도 문경시 당교3길 25
9	삼백의료재단 상주성모병원	종합	187	항정한	장성림	과장	경상북도 상주시 냉림서성길 9
10	상주적십자병원	종합	270	이상수	최송옥	과장	경상북도 상주시 상서문로 53
11	순천향대학교 구미병원	종합	400	오천환	정영수	부장	경상북도 구미시 1공단로 179
12	안동병원	종합	999	김효윤	서옥원	부장	경상북도 안동시 앙실로 11
13	안동성소병원	종합	695	김종흥	윤영숙	부장	경상북도 안동시 서동문로 99
14	에스포항병원	종합	203	김문철	최숙영	과장	경상북도 포항시 북구 포스코대로 246
15	영남대학교영천병원	종합	227	김세연	장숙희	과장	경상북도 영천시 오수1길 10
16	울진군의료원	종합	105	백용현	황금순	과장	경상북도 울진군 울진읍 현내항길 71
17	차의과학대학교부속 구미차병원	종합	505	조수호	김정미	차장	경상북도 구미시 신시로10길 12
18	포항선린병원	종합	480	서병호	오은희	부장	경상북도 포항시 북구 대신로 43
19	포항성모병원	종합	370	이종녀	최영숙	부장	경상북도 포항시 남구 대잠동길 17
20	포항세명기독병원	종합	445	한동선	최명심	부장	경상북도 포항시 남구 포스코대로 351

설립연도	비전	채용시기	특징
2011년 개원	첨단의료서비스의 중심, 사랑으로 진료하는 진정한 환자중심, 지역의료의 중심이 되겠습니다	9월, 10월	뇌,척추 전문
1912년 개원	고객의 가치 실현으로 신뢰받고 발전하는 최고의 의료원이 된다	5월, 11월	
1939년 개원	보건복지를 선도하는 지역거점 공공병원	9~10월 (졸업예정자)/ 상시모집	
1960년 개원	나눔의료봉사를 실천하는 계명대학교 경주동산병원	수시모집	기독교
1982년 개원	끊임없는 도전과 열정으로 높은 수준의 진료, 교육, 연구를 성취함으로써 건강한 구미 만들기에 기여한다	9월	
1996년 개원	앞선 의술과 첨단시설을 바탕으로 품격 높은 의료서비스를 제공하여 지역주민에 신뢰받는 병원이 되겠습니다	수시모집	
1986년 개원	첨단진료와 자비정신을 바탕으로 지역 주민들의 건강과 행복을 추구하는 경북 최고의 병원	1월, 6월, 9월	불교
1978년 개원	지역의료서비스향상을 위하여 끊임없이 노력하는 문경제일병원	10월	
1980년 개원	사랑과 희망을 주는 상주성모병원	10월	
1955년 개원	적십자 이념을 실천하는 병원 국민에게 신뢰받는 공공병원	매2개월 마다	
1979년 개원	경북 중서부권 최고의 환자 중심의 열린 거점 병원	9월말	
1981년 개원	지역을 넘어 세계로! Localism to Globalism!	9월, 1월	
1909년 개원	그리스도의 사랑으로 육체적 정신적 영적 질병으로 고통받는 이웃을 치유하고, 하나님의 영광을 나타낸다	10월, 11월	기독교
2008년 개원	뇌질환, 척추질환 전문화로 의료의 선진화를 선도하는 에스포항병원	상시모집/ 홈페이 지내	뇌,척추 전문/ 기독교 2011년 보건복지부지정 '신경외과 전문병원'
1999년 개원	경북 동남부지역 최고의 병원	상시모집	
2003년 개원	환자의 편안한 안식처가 되는 병원 울진의료원이 항상 지역민의 곁에 있겠습니다	10월, 2월, 4월	
2000년 개원	인간의 존엄성과 생명을 최우선으로 여기고, 최상의 진료와 연구, 교육을 추구한다	10월, 7월 4월	
1953년 개원	최상의 진료 최선의 친절 포항지역민의 건강을 위해 노력합니다	9월	기독교
1977년 개원	예수 그리스도의 치유봉사를 우리안에 재현하고 본받으며 전인적 의료를 제공하는 것이다	8월말	천주교
1950년 개원	세명기독병원은 하나님과 사람을 먼저 생각하고 최상의 진료를 통해 더 큰 사랑을 실천합니다	5월, 9월, 10월, 1월	관절전문병원 2011년 보건복지부 지정 '관절전문병원'

	병원명	종류	병상수	병원장	간호부서장	직위	주소
···경남···							
1	경상대학교병원	상급종합	887	장세호	조순연	부장	경상남도 진주시 강남로 79
2	경상남도마산의료원	종합	231	윤희상	박신숙	과장	경상남도 창원시 마산합포구 3·15대로 231
3	근로복지공단 창원산재병원	종합	281	신영민	오안순	부장	경상남도 창원시 성산구 창원대로 721
4	양산부산대학교병원	종합	1010	성시찬	이전마	부장	경상남도 양산시 물금읍 금오로 20
5	거제백병원	종합	266	차충량	조정의	부장	경상남도 거제시 계룡로5길 14
6	갑을장유병원	종합	240	안옥균	이혜란	부장	경상남도 김해시 장유면 부곡리 748-5
7	김해복음병원	종합	219	원정부	강경숙	팀장	경상남도 김해시 활천로 33
8	김해중앙병원	종합	400	김상채	배영희	처장	경상남도 김해시 분성로 94-8번지
9	대우병원	종합	274	강재규	김희자	부장	경상남도 거제시 두모길 16
10	동마산병원	종합	210	이철수	김미진	과장	경상남도 창원시 마산회원구 3·15대로 681
11	베데스다병원	종합	225	최수원	성윤숙	부장	경상남도 양산시 신기로 28
12	성균관대학교 삼성창원병원	종합	720	김계정	김순정	부장	경상남도 창원시 마산회원구 팔용로 158
13	조은금강병원	종합	300	이정윤			경상남도 김해시 김해대로 1814-37
14	진주고려병원	종합	241	문성열	조상희	부장	경상남도 진주시 동진로 2
15	진주제일병원	종합	290	정의철	정순란	국장	경상남도 진주시 진주대로 885
16	진해연세병원	종합	250	김진영	김진규	부장	경상남도 창원시 진해구 해원로32번길 13
17	창원파티마병원	종합	480	박정애	이해숙	부장	경상남도 창원시 의창구 창이대로 45
18	창원한마음병원	종합	381	하충식	원영란	부장	경상남도 창원시 성산구 상남동 42-3
19	청아병원	종합	223	최재영(이사장)	김순영	차장	경상남도 창원시 마산회원구 내서읍 광려천서로 67
20	측추병원	종합	298	윤석환	최영숙	처장	경상남도 창원시 마산합포구 3·15대로 238
21	통영서울병원	종합	250	오원혁	성명숙	간호이사	경상남도 통영시 광도면 남해안대로 857
22	MH연세병원	종합	409	유봉옥	조징림	이사	경상남도 창원시 마산합포구 3·15대로 76

설립연도	비전	채용시기	특징
1987년 개원	첨단의료와 함께하는 인간중심병원	9월, 10월	
1914년 개원	선도적 의료로 신뢰받는 건실한 공공병원	6월, 10월	
1979년 개원	사랑과 봉사를 다하는 근로복지공단 창원병원	2월,4월, 7월,10월	재활 물리치료
2008년 개원	우리는 생명을 존중하며 최상의 교육, 연구, 진료로 인간의 건강과 행복에 기여한다	7월	
1978년 개원	늘 따스한 삶 늘 푸르른 기상 선진화 의료시스템을 갖춘 백병원	수시모집	
2005년 개원	모두가 건강한 세상을 꿈꾸며 갑을장유병원은 지역주민의 한결같은 건강지킴이가 되겠습니다	수시모집	
2005년 개원	최상의 진료를 추구하는 고객중심의 초일류 병원	수시모집	
1994년 개원	환자중심의 초일류병원	10월	
1983년	Your health! A better life! 마음이 따뜻한 병원 웃음이 가득한 병원	10월	
1983년		수시모집	
1990년	줄기세포로 건강100세를 추구하는 세계적 재생의학 병원 실현	수시모집	재생의학
1981년	우리는 생명존중의 정신으로 최상의 진료, 교육, 연구를 실천하여 인류건강, 인재육성, 의학발전에 기여한다	8월,10월	
2007년	김해시민을 위한 병원, 김해를 대표하는 조은금강병원, 생명, 사랑, 평화, 조화의 정신으로 처음과 같은 마음을 이어가는 병원	9월, 12월	
1984년	신뢰받는 병원, 존경받는 병원, 행복한 병원	1월	
1981년	믿음이가는병원/ 가장 전통있는 병원/ 우리 집 같이 편안한 병원	1월, 수시모집	
2003년	소중한 생명을 먼저 생각합니다		
	고객에게 가장 사랑받는 창원대표병원	9월	천주교
1995년	생명을 존중하고 공동체와 함께하며 끊임없는 노력으로 국민의 삶의 질 향상에 기여한다	10월	
1997년	가족같은 병원 환자중심 병원	상시모집/ 홈페이지내	
1994년	보건의료에 관한 연구개발등을 통하여 국민보건향상에 이바지함을 목적으로 하여 경남최고의 디스크 전문병원으로써 환자제일주의를 이념으로 하여 지역사회에 대한 의료봉사를 목표로 한다	수시모집	디스크 전문병원
2011년	인간존업 실천병원 환자사랑, 병원사랑, 지역사랑	수시모집	
2001년	끊임없는 도전과 열정으로 의료산업의 새로운 패러다임을 제시하고 높은 수준의 의료기술과, 첨단장비의 확보, 전문화/특성화된 의료체계 확립으로 새로운 역사를 만들어 인류의 건강하고 행복한 삶에 기여하겠습니다	9월,10월	

	병원명	종류	병상수	병원장	간호부서장	직위	주소
::: 제주 :::							
1	서귀포의료원	종합	212		양현순	과장	제주특별자치도 서귀포시 장수로 47
2	제주대학교병원	종합	544		황순자	부장	제주특별자치도 제주시 아란13길 15
3	제주한라병원	종합	600		김정연	부장	제주특별자치도 제주시 도령로 65
4	중앙병원	종합	245				제주특별자치도 제주시 동문로 72
5	한국병원	종합	232		고영주	부장	제주특별자치도 제주시 서광로 193
6	한마음병원	종합	297		이성예	부장	제주특별자치도 제주시 연신로 52
7	S-중앙병원	종합	330				제주특별자치도 제주시 월랑로 91

설립연도	비전	채용시기	특징
1965년	제주를 넘어 세계로 도약하는 Happy 병원	7월경	
1995년	제주대학교병원은 세계적 수준의 의료서비스를 제공하여 제주특별자치도, 대한민국, 나아가 전 세계가 건강한 삶을 누릴 수 있도록 한다.	9월경	
1983년	친절하고 믿음가는 제주한라병원	9월경	
1981년	항상 새로운 의학지식을 추구하고 연구증진합니다.	9월경	
1983년	고객에게 기쁨을 드리는 병원	9월~10월경	
1999년	건강과 행복을 가꾸는 병원	수시모집	
2013년	항상 새로운 의학지식을 추구하고 연구증진합니다.	9월~10월경	

간호사
취업

2015년 01월 05일 초판발행
2016년 05월 25일 개정판

지 은 이 ㅣ 정해성
펴 낸 이 ㅣ 배수현
디 자 인 ㅣ 박수정 · 김화현
홍　　보 ㅣ 배성령
제　　작 ㅣ 송재호

펴 낸 곳 ㅣ 가나북스 www.gnbooks.co.kr
출판등록 ㅣ 제393-2009-000012호
전　　화 ㅣ 031-408-8811(代)
팩　　스 ㅣ 031-501-8811

ISBN 979-11-86562-29-1(13510)

※ 가격은 뒷표지에 있습니다.
※ 이 책의 저작권은 가나북스에 있습니다. 이 책은 저작권법에 따라 보호를 받는 저작물이므로 무단 전재 및 복제를 금하며 내용의 일부를 이용하려면 가나북스의 서면동의가 필요합니다.
※ 잘못된 책은 구입하신 곳에서 교환해 드립니다.